U0384395

平衡健康论

——平衡医学记述

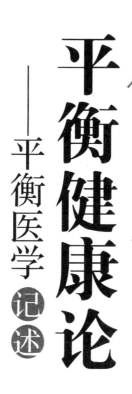

宋争放 等 编著

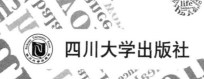

四川大学出版社

项目策划：胡晓燕
责任编辑：胡晓燕
责任校对：龚娇梅
封面设计：墨创文化
责任印制：王 炜

图书在版编目（CIP）数据

平衡健康论：平衡医学记述 / 宋争放等编著．一
成都：四川大学出版社，2020.9
ISBN 978-7-5690-3434-9

Ⅰ．①平… Ⅱ．①宋… Ⅲ．①健康—研究 Ⅳ．
① R161

中国版本图书馆 CIP 数据核字（2020）第 154973 号

书名	平衡健康论——平衡医学记述
	PINGHENG JIANKANG LUN——PINGHENG YIXUE JISHU
编 著	宋争放 等
出 版	四川大学出版社
地 址	成都市一环路南一段 24 号（610065）
发 行	四川大学出版社
书 号	ISBN 978-7-5690-3434-9
印前制作	四川胜翔数码印务设计有限公司
印 刷	成都市新都华兴印务有限公司
成品尺寸	170mm×240mm
印 张	12.5
字 数	235 千字
版 次	2020 年 12 月第 1 版
印 次	2020 年 12 月第 1 次印刷
定 价	60.00 元

◆ 读者邮购本书，请与本社发行科联系。
　电话：(028)85408408/(028)85401670/
　(028)86408023　邮政编码：610065
◆ 本社图书如有印装质量问题，请寄回出版社调换。
◆ 网址：http://press.scu.edu.cn

四川大学出版社
微信公众号

前　言

环宇之间、大千世界，平衡可谓无处不在。不管宏观的星球，还是微观的生物，都置于某种平衡之中，奥妙所在尤值探究。

当今的健康和医学领域发生着巨大的变化，在医学临床研究与实践的层面，循证医学（EBM）、真实世界研究（RWS）、大数据（BD）等正起着引领作用；而在该领域的其他一些层面，认知医学、大健康理念、医学哲学及社会医学等也正改变着人们对健康、医疗方面的认知。这般诸多变化之中，哲学始终具有极为重要的作用。面对全新的健康和医疗环境，将平衡——这一哲学观点导入医疗活动和健康维护中有其特殊的价值。认识平衡、维护平衡、建立新的平衡是本书阐述的主要内容，也是主要的目的。在此基础上，书中创新性地提出了平衡健康的启示和健康哲学、平衡健康及机体"能量守恒"等观点。

本书第1章、第6章、第8章均由四川省肿瘤医院宋争放完成；第2章由四川省肿瘤医院刘芳完成；第3章由四川省癌症防治中心马婧、四川省肿瘤医院张彦圆、四川省肿瘤医院傅柄刚、四川省肿瘤医院谢冬玲、四川省癌症防治中心王霄完成；第4章由广东省中医院陈炜桦完成；第5章由四川省肿瘤医院董航完成；第7章由宋争放、马婧、谢冬玲、傅柄刚完成。借此书与读者朋友见面之际，感谢各位作者的艰辛付出，同时感谢编辑老师的辛勤工作！

作　者

2020 年 8 月 28 日

目　录

第1章 概 论

1.1 所谓平衡

在大多数人的记忆里，中学是难忘的时光，自然，那时的所学所思也印记深刻，如物理化学中的热力学四大平衡——热平衡、力平衡、相平衡、化学平衡，四大化学平衡——酸碱平衡、沉淀溶解平衡、氧化还原平衡、配位平衡。这也许便是我们对平衡认识的开始。不过那时的学习重点只是解题和做实验，对平衡二字并未给予更多的思量，更未曾想在那以后会出现令人难以想象的诸多的、无处不在的平衡，如事物的、社会的、人生的、健康的平衡。

1.1.1 平衡普遍存在

平衡：宇宙之本体，存在之缘由，万物之规律，事物之起点、过程、终点、顺序、状态。总之，平衡乃是能量与信息有机结合的整体存在。平衡论是最基础的理论。

平衡：世间所有的事物几乎都是以平衡为中心目标的。它们一般都有自己的平衡系统，能自动检测问题、尽量调节至平衡；所有的事物几乎都有它的平衡点和平衡能力，超越平衡点和平衡能力范围就会出问题。然而，事物的生存与灭亡、前进与后退，都是在非平衡状态下进行的，所以我们要找到平衡系统的平衡点以及平衡能力，巧妙利用事物的非平衡状态促进事物的发展。

1.1.2 关于平衡的一些理论

美国心理学家费里兹·海德（Fritz Heider）于 20 世纪 40 年代末提出了平衡理论。海德认为，人类普遍地有一种对平衡和和谐的需要。人们一旦在认识上有了不平衡和不和谐性，就容易在心理上产生紧张和焦虑，而这种紧张和焦虑又会促使他们的认知结构向新的平衡和和谐的方向转化。显然，人们喜欢完美的平衡关系，而不喜欢不平衡的关系。所谓平衡，即人的感觉系统与所经验的情绪毫无压力地共存在一起的状态。人处于平衡状态时，会感到舒服、轻松。皮亚杰认知发展阶段理论中的关键概念——平衡，是指不断成熟的内部组织和外部组织的相互作用，是心理发展中最重要的因素，即决定因素。平衡不是静态的力的平衡，也不是热力学上的简单的熵的增加，而是动态的，具有自我调节作用。人可以通过这种动态的平衡，实现心理结构的不断变化和发展。俄国布哈林提出了经济平衡和社会平衡的观点。他在《过渡时期经济学》一书中用这个观点来论证战时共产主义，根据是马克思提出的："不同生产领域的这种保持平衡的经常趋势，只不过是对这种平衡经常遭到破坏的一种反作用。" 20 世纪初，韦恩·戴尔在他所著的《平衡之道》中提出了避免生活失衡的九大法则，认为天地间的万事万物——宇宙、星际、季节、风、火、地球……它们都处于一种完美的平衡之中。帕特·基辛格在《平衡的智慧：家庭、信仰和工作的优先次序原则》中首次公开了自己事业辉煌、技术领先、创造力旺盛的秘诀，告诉人们要把握生活中关键事物的六项特别法则。2015 年，汪叶斌所著的《一般平衡论》研究了一般系统平衡规律的理论。一般平衡论的基本框架由其核心思想"天道自衡"组成，包括物质观、时空观、质能观、宇宙观、平衡观、智慧观。"天道自衡"及其六大观点决定着五个平衡法则、三个存在模式、三个平衡层次和三个平衡工具等基本平衡理论及概念。一般平衡论的理论和思想有：四维一体理论、平衡循环理论、自我平衡理论、事物对称理论、自然位置理论、万物玄同理论、剩余智慧理论、存在模式理论、三我一体理论、平衡层次理论、平衡点理论、准平衡理论等。"天道自衡"及其平衡理论又决定着一般平衡论的认识论和平衡方法论。这些概念和理论构成了一般平衡论独特的平衡思维。

从一般平衡论的意义来说，各种具体学科都可看成研究客观世界某个领域某个层面上的平衡关系。譬如，数学可看成研究事物数量关系与空间形成方面平衡关系的学科；经典物理学可看成研究物质在分子层面上平衡关系的学科；化学可看成研究物质在原子层面上平衡关系的学科；生物学可看成研究地球生物圈在细胞以上层面的平衡关系的学科；分子生物学可看成研究生命系统 DNA 分子层面平衡关系的学科；生态学可看成研究生命系统与环境平衡的学科；天文学可看成研究天体平衡的学科；热力学可看成研究能量平衡的学科；地学可看成研究地球内部、表层平衡的学科；医学可看成研究人体生理平衡的学科；心理学可看成研究人类心理平衡的学科；中医学可看成融生理、心理为一体的学科；社会学可看成研究人类社会关系和社会行为平衡的学科；宏观经济学可看成研究社会经济系统供需平衡的学科；微观经济学可看成研究经济组织价值与价格平衡关系的学科；会计学可看成专门簿记利益实体金钱收支平衡的学科；等等。

1.1.3 平衡和我们息息相关

若要试图追溯人类的平衡观念产生的原因，也许和心理平衡有关。大约 7 万年前，认知革命让历史启动。想象与虚构为认知革命的标志性"事件"。然而，虚构这件事的重点不在于人类能够拥有想象，更重要的是可以一起想象，编织出种种共同的虚构故事，这样的虚构故事赋予智人前所未有的能力，让人类得以集结大批人力，灵活合作。

生命处于一种动态平衡的状态，物极必反。有进步的一面自然就有退步的一面。虽然这种规律无可避免，但只要人类意识到平衡力并勇敢地抵抗非平衡力，就可以大大地减少消极的平衡趋势。换句话说，就是要减少个人对环境的要求，让脑力与体力共同发展。

至于有关健康的不平衡，可以说比比皆是。从宏观来看，2018 年世界卫生组织发布的《2018 世界卫生统计报告》显示，目前世界上仍有半数人口无法获得所需的卫生服务。全球每年 70 岁以下人口中，有 1300 万人死于心血管疾病、慢性呼吸道疾病、糖尿病和癌症，主要集中在中低收入国家。2016 年，平均每天有 1.5 万名 5 岁以下儿童死亡。再如，以心脑血管疾病（高血压、冠心病、脑卒中等）、恶性肿瘤、糖尿病、慢性阻塞性肺部疾病（慢性气管炎、肺气肿等）、精神异常和精神病等为代表的慢性病，具有病程长、病因复杂、健康损害和社会危害严重等特点。2016 年，估计有 4100 万人死于非传染性疾病（Non-Communicable Diseases，NCDs），约占总死亡人数（5700 万）的 72%。其主要为四大疾病所致：心脑血管疾病，1790 万人死亡（占所有非传染性疾病死亡人数的 44%，下同）；癌症，900 万人死亡（22%）；慢性呼吸系统疾病，380 万人死亡（9%）；糖尿病，160 万人死亡（4%）。这些疾病对人体的危害主要是造成脑、心、肾等重要脏器的损坏，易造成伤残，影响劳动能力和生活质量，严重增加家庭和社会的经济负担。慢性病的发生和流行，与经济、社会、人口、行为、环境等因素密切相关。随着我国工业化、城镇化、人口老龄化进程不断加快，居民生活方式、生态环境、食品安全状况等对健康的影响逐步显现，慢性病发病、患病和导致的死亡人数不断增多。例如，糖尿病是最常见的一种慢性病，随着人们生活水平的提高、人口老龄化以及肥胖发生率的增加，糖尿病的发病率呈逐年上升趋势。据统计，中国已确诊的糖尿病患者达 9200 万人，并以每年 300 万人的速度递增，由它引起的并发症对人体伤害巨大。笔者认为，诸多的慢性病一方面表现为宏观的不平衡，另一方面，它的发生和发展又是源于微观的不平衡。

《中国防治慢性病中长期规划（2017—2025 年）》中提出的基本原则：为坚持共建共享，倡导"每个人是自己健康第一责任人"的理念，促进群众形成健康的行为和生活方式。构建自我为主、人际互助、社会支持、政府指导的健康管理模式，将健康教育与健康促进贯穿于全生命周期，推动人人参与、人人尽力、人人享有。消除不平衡的健康因素（包括宏观和微观的、社会和个人的），需要我们每个人尽全力为之。

1.2 哲学与医学

1.2.1 哲学史

哲学史，简略地说，就是整个人类认识的历史。人类自我认识的历史，就是人类文明的发展史。在人类认识的早期，人们把自己的意识投向外界，思考世界的本原是什么，这就是古代的本体论哲学。近代以后，哲学研究的对象转向主体自身，研究认识如何可能的问题，这就是近代的认识论哲学。20 世纪中叶以后，哲学的眼光开始转向主体与客体的中间环节语言，这就是当代西方的语言哲学。在语言学和语言哲学的研究过程中，语言学家和语言哲学家们发现，语言是心智的反映，而心智又是大脑的功能，因此，他们中的很多人都从语言的研究走向了心智和认知的研究。故而在 20 世纪 70 年代中期以后，哲学的对象自然就转向人类自身的心智。塞尔认为，在认知科学中最重要的发展，是认知科学家从认知科学的计算模型转移到认知神经科学模型。将神经生物学领域的大脑看作人类认知的基础，这是一个非常重要的转变。

1.2.2 哲学概念

哲学是有严密逻辑系统的宇宙观。哲学研究宇宙的性质、宇宙内万事万物演化的总规律、人在宇宙中的位置等一系列基本问题。哲学一词源自希腊语"philosophia"，意即"热爱智慧"，即是哲学家。哲学是社会意识形态之一，它是关于世界观的学说，也是自然知识和社会知识的概括和总结。古希腊时期的自然派哲学家被认为是西方最早的哲学家，不管他们认识世界的方式是否正确。他们的想法之所以有别于迷信，原因在于他们是以理性辅佐证据的方式归纳出自然界的道理。苏格拉底、柏拉图与亚里士多德奠定了哲学的讨论范畴，提出了有关形而上学、知识论与伦理学的问题，至今依然。一些现代哲学家认为，直到今日的哲学理论，仍离不开他们所提出的问题。换言之，即使数千年后，我们依旧在试着回答他们所提出的问题，这也说明我们依然为这些问题或为这些问题所延伸的更多问题而感到困惑。

1874 年，日本启蒙家西周在《百一新论》中首创用汉文"哲学"来翻译"philosophy"一词。1896 年前后，康有为等人将这个日本的译称介绍到中国，后渐渐通行。这把哲学从狭小的精英圈子里解放了出来，让它回到人的生命、生活之源。《哲学是什么》一书提出：哲学是人的存在的基本方式，是指导人们生活的艺术和智慧，是对于人生道路的系统的反思，是美好的、有意义的生活的向导，是我们正不断地行进于其上的生活道路，是爱智慧以及对智慧的不懈追求，是力求提升人生境界的境界之学。

1.2.3　医学哲学的形成和发展

医学哲学是关于医学领域普遍现象的一般本质和一般规律的哲学学科。医学哲学将人类健康作为其理论体系的逻辑起点，既是医学最高层次的理论学科，又是哲学交叉于医学的分支学科。医学与哲学有着难解难分的关系，这种关系可以追溯到医学的起源，并贯穿医学发展的整个历史进程。医学哲学何时诞生无从考证，或开始于先古，而医学本来就源于哲学，或是说，医学本来就是医学哲学。曾经的巫医就有哲学化的成分。五代谭峭在其著作《化书》中提道："以坎离消长于一身，风云发泄于七窍，真气熏蒸而时无寒暑，纯阳流注而民无死生，是谓神化之道者也。"医学哲学的思想由来已久，早在古代，医家就十分重视医学问题的哲学探究。中国的《黄帝内经》是迄今已知的世界上最早、最杰出的医学哲学论著。西方的希波克拉底和盖仑也是医学哲学研究领域的早期代表。医学哲学作为一门独立学科，其孕育和形成是在 20 世纪特别是第二次世界大战之后。此后，医学哲学的专门的概念、观点、理论被逐步研究并建立起来，并趋于形成相对独立的理论体系。

现代意义上的医学哲学是 20 世纪 60 年代在美国兴起和发展起来的，它源于医学、社会结构及人的价值三者之间的关系。医学与哲学的关系不能简单而笼统地解释为一般与特殊、指导与基础的关系。这两大学科的统一性，体现在它们都是站在对现实人生关怀的根本立场上，确立和体现出学科的重要价值。

医学和哲学都对人的有限性"开出处方"。医学更多的是在生命科学层面运用技术手段力求改变人的有限性存在，力求最大化地延长人的生命过程和提升人的生命质量。如果说医学所面对和解决的人的有限性问题是自然肉体上的，哲学则是在精神上对人的有限性即生与死的关系给出解决方案。医学与哲学正是在这样的意义层面上融为一体，由此构成了一个新的学科领域——医学哲学。

哲学对于当代医学愈发重要。当代生命科学与技术面临许多社会、伦理、法律、经济方面的问题，这些问题中的一部分超出了技术本身能够解决的范畴。比如，胚胎是否为生命、人的生命可否被复制、生命可否人工制造，这些问题都属哲学范畴，必须运用哲学思维才能回答。当前，临床医学也面临大量的哲学问题，需要借助医学哲学进行研究和回答。

在日本顺天堂大学医学部任病理癌症讲座教授的医学博士樋野兴夫，于2008年1月开始在顺天堂医院开设"癌症哲学门诊"，第二年取得非营利组织法人资格，并于2013年取得一般社团法人资格。请注意，这里提到的癌症哲学门诊不是临床医生的诊疗行为，而是病理学者与患者和家属对话沟通的一个姿态。这个姿态传达的一个声音是：人生是好是坏，取决于最后五年。不必在意过往人生究竟过得如何，要时时抱着犹如度过人生最后五年的心态，全力而活。

1.2.4　国内医学哲学的研究进展

作为一门学科或者一个研究领域，医学哲学在我国的发展已历经近半个世纪。从目前学科的发展情况来看，医学哲学已经从最初的概念梳理、一般问题罗列、原则性阐释，演进到了具体的医学问题研究阶段。当代生命科学技术的迅猛发展，给人类提出了前所未有的、需要进行哲学思考的种种问题，例如医学道德问题、生命伦理问题、医学科学与技术的哲学问题以及常规临床医疗问题等，还有由这些问题衍生出的诸如医患关系问题、医药卫生体制及其改革问题、医疗卫生政策问题等，均成为医学哲学必须作出哲学解释和给出哲学判断的问题。而对这些问题的思考和研究，需要深入具体医学问题的内部，要能够对问题给出方法上的、解决路径上的、思维方式上的、判断标准上的答案。近年来，我国的医学哲学研究工作得到了进一步发展，除了专业医学哲学人员，大量医务人员和生物医学研究者也加入其中，并适时对相关前沿问题进行讨论，学术影响力很大。我国的医学哲学研究工作的特点是结合医学发展中出现的新课题，适时地进行哲学诘问，提出哲学思考。在国际医学哲学研究领域，中国学者正积极开展合作，贡献中国智慧，发出中国声音。

现阶段，我国的医学哲学研究正面临一些亟待解决的问题。广大医务人员尚未将医学哲学的观念和思想转化为自觉意识和行为方式，没有站在哲学的立场和高度自觉地思考、看待和解决医学问题。因此，无论从医学教育层面还是临床实践层面，我国的医学哲学研究都任重而道远。张大庆表示，我国医学哲学研究还不够深入。在中国传统文化中有许多宝贵的医学哲学资源，我们要思考如何将这些资源发掘出来并实现传统与现代的对接，帮助我们理解现今生命领域、医学领域中的一些问题。未来，要想实现医学哲学研究的进一步发展，首先，要将医学哲学纳入医学教育课程和教学体系，培养学生运用哲学的思维方式认识和解决医学问题的能力；其次，在学科分类上要将医学哲学纳入医学或哲学学科的特定学科层级或类别；再次，要在关注传统医学问题的同时关注医学科学和技术发展给人们提出的新问题（特别是涉及人类健康与生命质量、生命形态等的新问题），并对其作出哲学的判断、给出道德哲学的认识。此外，要就医学的具体问题积极开展医学专家与哲学工作者之间的对话，倡导医学专家与哲学工作者的深层次交流。郎景和院士在谈到哲学与医学的关系时认为，医学是科学、哲学与宗教的结合。生命死亡及生命表达既是生物学的，也是科学的、哲学的，甚至是宗教的。医学应该从终极关怀这个角度去了解一种疾病、了解一个病人，从这个层面上去体现一个人善良的本质。宗教的基础是人的信赖（信仰）。那种认为宗教是一种迷信的说法，是有失偏颇的。宗教有关信仰、信赖、信奉和信任。

1.2.5　科学、医学、哲学和宗教

《人的宗教》一书中介绍了六种宗教，包括中国的儒家和道家。科学、医学、哲学、宗教实际上是结合在一起的。知名哲学家冯友兰说过，人不一定是宗教的，但是他一定是哲学的。一旦是哲学的，他就有了宗教的洪福。因此，医学则是可以把科学、宗教和哲学调和起来的综合学科。归根结底，医学绝不仅仅是知识和技术。哲学源于医学，医学归隐于哲学，很多古代的哲学家都是医生。因为医学涉及人，又涉及人与自然的关系；哲学是研究自然科学和人文科学的综合学科。古代有很多哲学家，包括苏格拉底、柏拉图、亚里士多德等，他们的很多问题都在让我们思考医学的来源。希波克拉底曾说过，药治不好的要用铁，铁治不好的要用火。这实际是一种哲学的力量。

一百年前，威廉·奥斯勒指出了医学实践的弊端——历史洞察的贫乏，科学与人文的断裂，技术进步与人道主义的疏离。至今，它们依然困惑着我们，但同时也给我们带来了更多的思考，比如，由于科学技术的"去人性化"和临

床医生心智的"板结"及"沙漠化",其可能蜕变成匠人和控制仪器及操作数字报告的纯科学家。

1.2.6 学习的进步是最要紧的事

笔者在此向大家推荐几本书,《人类身体史和现代性》、《颠覆医学》以及易学类书籍。

《易经》是几千年中国传统文化的结晶,它深刻表达了东方文化对宇宙变化的认识论和方法论,是中华民族传统文化的最高典藏。《易经》是六经之首,其已经对医学特别是中医基础有了非常好的描述,包括疼痛、养生、治疗、针石之术等。《易经》里"数"是很重要的内容。例如,笔者某天讲课的时间是三刻钟,这就是一个限定与规范,这就是数。而在医学中,更离不开数,如发病率、治愈率、复发率、死亡率、各种分类等。数就是把事情给定下来,数就是吉凶祸福。再比如《黄帝内经》中提到的关于女子的数:"女子七岁,肾气实,齿更发长。二七而天癸至,任脉通,太冲脉盛,月事以时下,故有子……"

数字医学是应用数字化技术解释医学现象、解决医学问题、探讨医学机制、提供医疗诊治水平的,是信息科学、计算技术、网络技术的综合,可使临床工作更加个体化、精确化、微创化、远程化。

优秀的医生要想做到科学与人文交融,应具备坚实而广博的知识、优秀的思维品质、有效的工作方法、和谐的社会关系、健康的身心状态。医生要有很好的人文修养,要正确、客观地看待自己,正确处理与病人的关系。所以,医生可以接触一些文学知识、艺术知识、哲学知识来充实自己。科学求真,医疗求善,艺术求美,真善美是做人的追求,更是一个医生的义务。另外,做医生要有仁性、悟性、理性、灵性,还要有乐趣、兴趣、情趣,更要敬畏生命、敬畏病人、敬畏医学、敬畏自然。

1.3 平衡哲学

1.3.1 关于平衡哲学

平衡哲学与平衡的哲学、哲学的平衡相关。一般意义上,平衡哲学高于平衡的哲学与哲学的平衡。已知分析哲学以各种重要的哲学问题为先导,注重使用逻辑等方法对人类知识和信念体系中的各种命题和概念进行分析和准确使用，包括注重哲学论证的严谨性，以试图寻找到语言、思想与存在之间的稳固而平衡的关系。分析哲学的研究覆盖了形而上学、认识论和方法论，其典型研究领域包括科学哲学、语言哲学、心灵哲学、数学哲学、逻辑哲学、伦理学（尤其是元伦理学）等。平衡哲学属于分析哲学，具有分析哲学的逻辑性、严谨性，并融于分析哲学之中。

1.3.2　平衡思想

平衡之道嵌于宇宙万物、天地造化、人间万态之中，生于天地万物之先，超越时空，无处不在，无时不有，无所不包，表现在一切事物之中。平衡是宇宙万物的本源和本质，也是宇宙万物运行的法则。天道自衡的思想和方法对人类生存具有重要意义。《一般平衡论》不仅是一部诠释宇宙万物、人间万态的方法论，更是一部教人如何求存求活、求平衡求和谐的生存哲学。我国先秦诸子百家说法各不相同，但各大家思想中有一个共同点，那就是"平衡"。各家都从不同角度表达和运用了平衡规律。《周易》中就包含很多平衡思想，如宇宙万物循环变易、万物相互对应、阴阳相互转化等。道家之"道"是宇宙万物的本源和平衡法则。老子研究的"道"是"天—人"平衡。儒家的中庸思想体现了人类社会的平衡。孔子研究的"仁"、孟子的"义"、荀子的"礼"，后来程朱的"理"等，都是"人—人"的平衡。还有墨家"兼爱非攻"的思想体现了不同利益主体之间"义—利"的平衡。法家"以刑去刑"的思想体现了系统内部统治者与被统治者"刑—行"的平衡。名家"白马非马"的思想体现了事物之间"名—实"的平衡。阴阳家的五行相生相克体现了天地万物"阴—阳"的平衡。医家的《黄帝内经》体现了个人内在"身—心"的平衡。兵家"知己知彼"的思想体现了冲突的利益主体之间"敌—我"博弈的平衡。纵横家"纵横捭阖"体现了国家与国家之间"纵—横"外交的平衡。

1.3.3　平衡无处不在

东西方哲学、自然科学、各种学派，甚至各门宗教，凡是一门合理的学术，其里都可以找到平衡的"影子"。东方有姬昌的"六十四卦"、惠施的"天地一体"、董仲舒的"天人合一"、孙思邈的"千金要方"、王充的"论衡"、周敦颐的"太极图说"、二程的"天地万物之理，无独必有对"、朱熹的"理气论"、王阳明的"知行合一"、王夫之的"太虚一实"、方以智的"质测"与"通几"、毛泽东的"矛盾论"和"实践论"等，如此各大家都包含着平衡的智慧。西方有亚里士多德的"黄金中道"、笛卡尔的"变数"、牛顿的"万有引力"、康德的"二律背反"、黑格尔的"否定之否定"和"质变量变"、施莱登和施旺的"细胞学说"、马尔萨斯的"人口论"、达尔文的"自然选择"、孟德尔的"遗传定律"、迈尔的"能量守恒"、马克思的"生产力和生产关系"、列宁的"对立统一"、弗洛伊德的"精神分析"、爱因斯坦的"相对论"、亚当·斯密的"看不见的手"、凯恩斯的"经济均衡"、魏格纳的"大陆漂移"、冯·诺依曼的"博弈论"和纳什的"非合作博弈均衡"、普利高津的"耗散结构"、贝塔朗菲的"一般系统论"、霍金的"时间简史"等,都在不同程度上表现和应用了平衡思想。

依据海德平衡理论的主要观点,不平衡的状态产生紧张,并产生恢复平衡的力量。对于平衡状态,他的定义是:在这种状态中被感知的个体与所感觉的情绪无压力地共存。海德的平衡理论,原则上与费斯廷格的认知失调理论是相同的,但海德强调一个人对某一认知对象的态度,常常受他人对该对象态度的影响,即海德十分重视人际关系对态度的影响力。例如:P为学生,X为爵士音乐,O为P所尊敬的师长。如果P喜欢爵士音乐,听到O赞美爵士音乐,P—O—X模式中三者的关系皆为正号,P的认知体系呈现平衡状态。如果P喜欢爵士音乐,又听到O批判爵士音乐,P—O—X模式中,三者的关系二正一负,这时,P的认知体系呈现不平衡状态,不平衡状态会导致认知体系发生变化。其结论是:如果三者关系在所有方面都是正面的,或者,如果两种关系是反面的、一种关系是正面的,那么,平衡状态就会存在。除此之外的所有其他组合都是不平衡的。

1.3.4　海德平衡理论的用处

海德平衡理论的用处在于使人们可以用"最小努力原则"来预计不平衡所产生的效应,使个体尽可能少地改变情感关系以恢复平衡结构。在一定的情境中,它能以简练的语言来描述认知的平衡概念,使它成为解释态度改变的重要理论。平衡理论涉及一个认知对象与两个态度对象之间的三角形关系。例如,用符号P来表示认知的主体,用符号O与X表示两个态度对象。O与X称为处于一个单元中的两个对象。认知主体P对构成一体的两对象O与X的评价是带有情绪性的,如喜恶、赞成或反对。通常,认知主体对单元中两对象的态度是趋向一致的,如喜欢某人,则对某人的工作也很赞赏;如不喜欢某人,则会认为他的工作做得不够好。

1.3.5　囚徒困境

1950 年，数学家塔克任斯坦福大学客座教授，在给一些心理学家作讲演时提到两个囚犯的故事。假设有两个小偷 A 和 B 联合犯案，私入民宅被警察抓住。警方将两人分别置于不同的两个房间内进行审讯。针对两名犯罪嫌疑人的审讯，警方给出的策略是：如果有一个犯罪嫌疑人坦白了罪行，交出了赃物，就是证据确凿，两人都要被判有罪；如果另一个犯罪嫌疑人也作了坦白，则两人各被判入狱 8 年；如果另一个犯罪嫌疑人没有坦白而是抵赖，则以妨碍公务罪（因已有证据表明其有罪）再加 2 年刑期，而坦白者则有功被减 8 年刑期，立即释放；如果两人都抵赖，则会因证据不足不能判两人的偷窃罪，但可以私入民宅的罪名将两人各判入狱 1 年。就此案例而言，从逻辑上讲，对两名犯罪嫌疑人来说最好的策略是双方都抵赖，结果是大家都只被判入狱 1 年。但是由于两人处于隔离的状态，首先从心理学的角度来看，当事双方都会怀疑对方会出卖自己以求自保，其次才是亚当·斯密的理论，假设每个人都是"理性的经济人"，都会从利己的目的出发进行选择。这两个人都会有这样一个盘算过程：假如他坦白，我抵赖，得坐 10 年牢，而如果我坦白，最多才坐 8 年牢；假如他抵赖，我也抵赖，我就会被判入狱 1 年，而如果我坦白，就可以被释放，而他坐 10 年牢。综合以上几种情况考虑，不管他坦白与否，对我而言都是坦白划算。如果两个人都动了这样的脑筋，最终，两个人都选择了坦白，结果是都被判入狱 8 年。这里还得提下所谓的纳什均衡及米德的内外均衡理论。纳什均衡指的是参与人的一种策略组合，在该策略组合下，任何参与人单独改变策略都不会得到好处。换句话说，在一个策略组合下，当其他所有人都不改变策略时，自己也不会单独改变策略，则该策略组合就是一个纳什均衡。纳什均衡是指博弈中的这样一种局面：对于每个参与者来说，只要其他人不改变策略，其就无法改善自己的状况。纳什证明了在每个参与者都只有有限种策略选择并允许混合策略的前提下，纳什均衡定存在。以两家公司的产品价格战为例，产品价格战存在两败俱伤的可能。在对方不改变产品价格的条件下自己也不能提价，否则会进一步丧失市场；自己还不能降价，因为会出现赔本甩卖的情况。如此，两家公司可以改变原先的利益格局，通过谈判寻求新的利益评估分摊方案。就是说，相互作用的经济主体假定其他主体选择的战略为既定时，选择自己的最优战略，这个状态就是纳什均衡。在国际经济和整体经济上，平衡至关重要。米德的内外均衡理论认为，政府可以运用支出调整政策和支出转换政策的组合来同时实现内部平衡与外部平衡。

参考文献

高鸿业. 西方经济学（微观部分）［M］. 5 版. 北京：人民大学出版社，2011.

中共中央马克思恩格斯列宁斯大林著作编译局. 列宁全集（第 38 卷）［M］. 北京：人民出版社，1986.

谭峭. 化书［M］. 丁祯彦，李似珍，点校. 北京：中华书局，1996.

汪叶斌. 一般平衡论［M］. 美国匹兹堡：美国学术出版社，2013.

韦恩·戴尔. 平衡之道：避免生活失衡的 9 大法则［M］. 宋苗，译. 天津：天津社会科学院出版社，2009.

休斯顿·史密斯. 人的宗教［M］. 刘安云，译. 刘述先，校订. 海口：海南出版社，2013.

尤瓦尔·赫拉利. 今日简史：人类命运大议题［M］. 林俊宏，译. 北京：中信出版集团，2018.

尤瓦尔·赫拉利. 人类简史：从动物到上帝［M］. 林俊宏，译. 北京：中信出版社，2014.

张永强. 工程伦理学［M］. 北京：北京理工大学出版社，2011.

中华人民共和国国务院办公厅. 中国防治慢性病中长期规划 2017—2025 年［J］. 中国实用乡村医生杂志，2017，24（11）：6-11.

中共中央马克思恩格斯列宁斯大林著作编译局. 马克思恩格斯全集（第 23 卷）［M］. 北京：人民出版社，1972.

WHO. World Health Statistics 2018：Monitoring health for the SDGs［R］. 2018-06-06.

胡军. 哲学是什么［M］. 北京：北京大学出版社，2002.

第 2 章　中医学与平衡健康

2.1　中医阴阳平衡

阴阳学说属于中国古代唯物论和辩证法范畴。阴阳学说认为：世界是物质性的整体，宇宙间一切事物不仅其内部存在着阴阳的对立统一，而且其发生、发展和变化都是阴阳对立统一的结果。阴阳学说应用于中医学，形成了中医学的阴阳学说，促进了中医学理论体系的形成和发展。中医学的阴阳学说是中医学理论体系的基础之一。

2.1.1　中医学中的阴阳内涵及表现形式

阴或阳不仅能概括事物或现象对立统一的两个方面，还代表着这两个方面的一定属性。自然界相互关联的事物或现象对立的两个方面，本身就具有截然相反的两种属性，阳代表刚强、积极、进取等特性和具有这些特性的事物或现象；阴代表柔弱、消极、退守等特性和具有这些特性的事物和现象；而事物或现象相互对立的两个方面的阴阳属性是相对而言的，是由事物或现象的性质、位置、趋势等因素所决定的。

2.1.1.1　阴阳普遍性

阴阳标示事物抽象的属性，可借用阴阳关系说明自然界事物的普遍联系，诚如《黄帝内经·素问·阴阳离合论篇》中说："阴阳者，数之可十，推之可百，数之可千，推之可万，万之大不可胜数，然其要一也。"其认为自然界千变万化的事物和现象，无一不是阴阳的展开和体现。阴阳关系具有广泛性，在空间方面、时间方面，即万物的产生和消灭，自始至终贯穿着阴阳。《黄帝内经·素问·四气调神大论篇》指出"阴阳四时者，万物之终始也，死生之本也"，认为阴阳存在于一切事物的全过程。另外，根据元气阴阳学说，宇宙万物是由阴阳二气的交互作用生成的，由此决定了宇宙万物无不包含着阴阳的对立统一。所以，阴阳也就成为宇宙万物中存在的普遍规律。如《黄帝内经·素问·阴阳应象大论篇》中说："阴阳者，天地之道也，万物之纲纪，变化之父母，生杀之本始，神明之府也，治病必求于本。"

2.1.1.2 阴阳相对性

事物的阴阳属性有其规定性，即当事物的总体属性未变，或比较的对象或层次未变，事物的阴阳属性是固定不变的，是不可反称的。但若事物的总体属性发生改变，或比较的对象或层次发生改变，则其阴阳属性也随之改变，表现出相对性。这种相对性主要表现在以下三个方面。

其一，阴阳的可分性。可分性是指根据事物表现出的不同层次，阴阳的划分也是有层次的，阳不是绝对的阳，阴也不是绝对的阴，阴阳两者互含互藏。由于事物的层次是不断递进的，阴阳的划分也不断地按层次递进。以昼夜为例，白昼为阳，黑夜为阴。属阳的白昼又有上午、下午之分，上午为阳中之阳，下午为阳中之阴；属阴的黑夜也可再分，前半夜为阴中之阴，后半夜为阴中之阳。这种阴阳离合互含递进的模式反映了中国古人辩证思维的能力，展示了矛盾双方的互融性、层次性和普遍性。阴阳的可分性，反映了阴阳不是绝对的、单一固定的，而是相对的、灵活的。

其二，事物的阴阳属性在一定条件下可向其相反方向转化。例如，当事物发展到一定阶段或处在一定条件下，原先以阴占主导地位的事物会转化成以阳占主导地位的事物，反之亦然。这样，事物的总体属性就会发生改变，原来属于阳的事物变为阴，原来属于阴的事物变为阳。所谓"寒极生热，热极生寒"，"重阴必阳，重阳必阴"（《黄帝内经·素问·阴阳应象大论篇》）。

其三，事物的阴阳属性总是通过与自己的对立面相比较而确定，随着时间、地点和条件的改变而发生改变。随着划分前提和依据的改变，事物的阴阳属性可随之发生改变。例如，六腑位居体腔之内，四肢显露于机体之外，二者相对，六腑属阴，四肢属阳。但在内部脏器中，六腑"传化物而不藏"，五脏"藏精气而不泻"，腑以通为用，脏以藏为主，故就脏与腑来说，则脏属阴，腑又属阳。

2.1.1.3 阴阳相关性

所谓阴阳相关性，是指用阴阳所分析的对象应当是属同一范畴、同一层次的事物或现象。只有相互关联的一对事物或现象，或一个事物或现象的两个方面，才能构成一对矛盾，才能用阴阳来说明；不能对不相关的事物或现象的属性进行阴阳划分。例如，方位中的上与下是同一范畴概念，温度的高与低为同一层次的现象，不能把上与低、下与高作为对立面划分。

2.1.1.4　阴阳对立动态平衡

阴阳对立是阴阳双方的互相排斥、互相斗争。阴阳双方的对立是绝对的，如天与地、上与下、内与外、动与静、升与降、出与入、昼与夜、明与暗、寒与热、虚与实、散与聚等。万事万物都包含阴阳对立统一，阴阳的对立统一是"阴阳者，一分为二也"的实质。阴与阳相互制约和相互斗争，只有取得了统一、取得了动态平衡，事物才能正常发展变化，人体才能维持正常的生理状态；阴阳平衡一旦被打破，人体就会发生疾病。就生命物质的结构和功能而言，生命物质为阴（精），生命机能为阳（气），阳化气，阴成形。气化运动的本质就是阴精与阳气、化气与成形的动态平衡。阴阳维持动态平衡状态，即所谓"阴平阳秘"；阴阳的动态平衡被打破，出现阴阳胜负、阴阳失调，就会导致疾病的发生。

2.1.1.5　阴阳互根平衡

互根指相互对立的事物之间的相互依存、相互依赖，任何一方都不能脱离另一方而单独存在。阴阳互根，是阴阳之间的相互依存，互为根据和条件。阴阳双方均以对方的存在为自身存在的前提和条件。阴阳所代表的性质或状态，如天与地、上与下、动与静、寒与热、虚与实、散与聚等，不仅互相排斥，而且互为存在的条件。阳根于阴，阴根于阳，无阳则阴无以生，无阴则阳无以化；阳蕴含于阴之中，阴蕴含于阳之中；阴阳一分为二，又合二为一，对立又统一。故曰："阳根于阴。阴根于阳。"（《医贯》）

阴阳互根是确定事物属性的依据。分析事物的阴阳属性，不仅要注意其差异性，还要注意其统一性，即相互关联性，从差异中寻找统一。如上属阳，下属阴，没有上之属阳，就无所谓下之属阴；没有下之属阴，也就无所谓上之属阳。昼属阳，夜属阴，没有昼之属阳，就无所谓夜之属阴；没有夜之属阴，也就无所谓昼之属阳。热属阳，寒属阴，没有热之属阳，就无所谓寒之属阴；没有寒之属阴，也就无所谓热之属阳。所以说，阳依赖于阴，阴依赖于阳，每一方都以其对立的另一方为自己存在的条件。如果事物不具有相互依存的关联性，就无法分析其阴阳属性，也就不能用阴阳来说明了。

阴阳互根是事物发展变化的条件。因为阳根于阴，阴根于阳，阴与阳相互依赖，缺少任何一方，则另一方也就不复存在了。所以事物的发展变化中，阴阳二者是缺一不可的。就人体生理活动而言，在物质与功能之间、物质与物质之间、功能与功能之间，均存在着阴阳互根的关系。物质属阴，功能属阳，物质是生命的基础，功能是生命的主要表现方式。物质是功能的基础，功能则是物质的反映。人体的脏腑功能健全，就会不断地促进营养物质的化生，而营养物质供应充足，才能保证脏腑功能的发挥。阴阳消长要稳定在一定范围内，才能保持正常的平衡状态，如阴阳消长超越了一定的限度（指维持平衡的限度，即条件），则平衡被打破。

阴阳互根是阴阳相互转化的内在根据。阴阳代表着相互关联的事物的双方或一个事物内部对立的两个方面，阴和阳在一定条件下可以向各自相反的方向转化。阴阳在一定条件下的相互转化，也是以它们相互依存、相互为根的关系为基础的。如果阴阳对立的双方没有相互联结、相互依存的关系，也就不可能向着各自相反的方向转化。

2.1.1.6　阴阳消长平衡

阴阳消长，是阴阳对立双方盛衰、增减、进退的运动变化。阴阳对立双方在此盛彼衰、此增彼减、此进彼退的运动变化过程中，保持相对平衡，如此人体才能保持正常。阴阳双方在一定范围内的消长体现了人体动态平衡的生理活动过程。如果这种消长关系超过了生理限度，将出现阴阳某一方面的偏盛或偏衰，于是人体生理动态平衡失调，疾病由此而生。在人体患病过程中，同样也存在着阴阳消长的过程。阴阳偏盛、偏衰就是阴阳异常消长病变规律的高度概括。阴阳消长有常、有变，正常的阴阳消长是言其常，异常的阴阳消长是言其变。

2.1.1.7　阴阳转化平衡

转化即转换、变化，指矛盾双方在一定条件下走向自己的反面。阴阳转化，是指阴阳对立的双方在一定条件下可以相互转化，阴可以转化为阳，阳可以转化为阴。阴阳的对立统一包含着量变和质变，如果说"阴阳消长"是一个量变过程，那么"阴阳转化"便是一个质变过程。阴阳转化是事物运动变化的基本规律。在阴阳消长过程中，事物由"化"至"极"，即发展到一定程度，超越了阴阳正常消长的限度，必然向着相反的方向转化。阴阳的转化，必须具备一定的条件，这种条件在医学领域被称为"重"或"极"，"重阴必阳，重阳必阴"，"寒极生热，热极生寒"。阴阳的相互转化是有条件的，阴阳的消长（量变）和转化（质变）是事物发展变化不可或缺的两个阶段，阴阳消长是阴阳转化的前提，而阴阳转化则是阴阳消长的结果。在人的生命活动过程中，在生理上（物质与功能之间的新陈代谢过程），营养物质（阴）不断地为功能活动（阳）提供物质基础，功能活动（阳）又不断地产生营养物质（阴）。在疾病的发展过程中，阴阳转化常常表现为在一定条件下，表证与里证、寒证与热证、虚证与实证、阴证与阳证的互相转化等。

总之，对立着的事物不是静止不动的，而是运动变化的。阴阳是在相互作用过程中运动变化的。阴阳的相互作用被称为"阴阳交感"，又名阴阳相推、阴阳相感。交感中，"交"表示互相接触，"感"表示交感相应。互相感应，交感相应，谓之交感。阴阳交感表现为阴阳的对立、互根、消长和转化。阴阳的对立、互根、消长和转化，是阴阳学说的基本内容。这些内容不是孤立的，是相互联系、相互影响、互为因果的。

2.1.2　阴阳学说在中医学中的应用

阴阳学说贯穿于中医理论体系的各个方面，如人体的组织结构、生理功能、病理变化，并指导临床诊断和治疗。

2.1.2.1　以阴阳归纳人体的组织结构

阴阳学说认为，人体是一个有机整体，内部充满着阴阳对立统一现象；人体的组织结构既是有机联系的，又可以划分为相互对立的阴、阳两部分。《黄帝内经·素问·宝命全形论篇》曰"人生有形，不离阴阳"，人体的上下、表里、前后各组织结构之间，以及每一组织结构自身各部分之间的复杂关系，无不包含着阴阳的对立统一关系。

阴阳学说对人体的部位、脏腑、经络等的阴阳属性，都做了具体划分。如人体的上半身为阳，下半身属阴；体表属阳，体内属阴；背部属阳，腹部属阴；四肢外侧为阳，内侧为阴。按脏腑的功能特点，心、肺、脾、肝、肾五脏为阴，胆、胃、大肠、小肠、膀胱、三焦六腑为阳。五脏之中，心肺为阳，肝、脾、肾为阴；心、肺之中，心为阳，肺为阴；肝、脾、肾之间，肝为阳，脾、肾为阴。每一脏之中又有阴阳之分，如心有心阴、心阳，肾有肾阴、肾阳，胃有胃阴、胃阳。在经络之中分阴阳，经属阴，络属阳，而经之中有阴经与阳经，络之中又有阴络与阳络。就十二经脉而言，就有手三阳经与手三阴经之分、足三阳经与足三阴经之别。在血与气之间，血为阴，气为阳。在气之中，营气在内为阴，卫气在外为阳。

2.1.2.2　以阴阳说明人体的生理功能

中医学分析人体健康和疾病的问题，提出维持人体阴阳平衡的理论。机体阴阳平衡标志着健康，健康包括机体内部及机体与环境之间的阴阳平衡。人体的正常生命活动，是阴阳两个方面保持对立统一的协调关系，使阴阳处于动态平衡状态的结果。

物质与功能、阴与阳共处于相互对立、依存、消长和转化的统一体中，维持着相对的动态平衡，保证了生命活动的正常进行。人体生理活动概括为阴精（物质）与阳气（功能）的矛盾运动。营养物质（阴）是产生功能活动（阳）的物质基础，功能活动又是营养物质所产生的机能表现。人体的生理活动（阳）是以物质（阴）为基础的。

生命活动的基本形式：气化是生命运动的内在形式，是生命存在的基本特征；升降出入是气化的基本形式；阳主升，阴主降。气化正常，则升降出入正常，体现为正常的生命活动；气化失常，则升降出入失常，体现为生命活动的异常。如果阴阳不能相互为用，阴精与阳气的动态平衡消失，升降出入停止，人的生命活动也就终结了。

人体与外界环境的统一和机体内在环境的平衡协调，是人体赖以生存的基础。机体阴阳平衡是健康的标志，疾病的发生就是这种平衡遭到破坏的结果。

分析邪气和正气的阴阳属性：疾病的发生发展取决于两方面的因素，一是邪气（邪气就是各种致病因素的总称），二是正气（泛指人体的机能活动，常与邪气对抗）。邪气有阴邪（如寒邪、湿邪）和阳邪（如六淫中的风邪、火邪）之分。正气又有阴精和阳气之别。

分析病理变化的基本规律：疾病的发生、发展过程就是邪正斗争的过程。邪正斗争导致阴阳失调，而出现各种各样的病理变化。无论外感病或内伤病，其病理变化的基本规律不外乎阴阳的偏盛或偏衰。阴阳偏盛，即阴盛、阳盛，是指阴阳任何一方高于正常水平的病变。阳盛则热，是病理变化中由于阳邪亢盛而表现出来的热的病变。阳邪致病，如暑热之邪侵入人体，可造成人体阳气偏盛，出现高热、汗出、口渴、面赤、脉数等表现，其性质属热，所以说"阳盛则热"。因为阳盛往往可导致阴液的损伤，如在高热、汗出、面赤、脉数的同时，必然出现阴液耗伤而口渴的现象，故曰"阳盛则阴病"。阳盛则热，是指阳邪所致疾病的性质；阳盛则阴病，是指阳盛必然损伤人体的正气（阴液）。阴盛则寒，阴盛是病理变化中由于阴邪亢盛而表现出来的寒的病变。阴邪致病，如纳凉饮冷，可以造成机体阴气偏盛，出现腹痛、泄泻、形寒肢冷、舌淡苔白、脉沉等表现，其性质属寒，所以说"阴盛则寒"，阴盛往往可以导致阳气的损伤，如在腹痛、泄泻、舌淡苔白、脉沉的同时，必然出现阳气耗伤而形寒肢冷的现象，故曰"阴盛则阳病"。阴盛则寒，是指因阴邪所致疾病的性质；

阴盛则阳病，是指阴盛必然损伤人体的正气（阳气）。阴阳偏衰，即阴虚、阳虚，是指阴阳任何一方低于正常水平的病变。"阳虚则寒"，阳虚是人体阳气虚损。根据阴阳动态平衡原理，阴或阳任何一方的不足，必然导致另一方相对的偏盛。阳虚不能制约阴，则阴相对偏盛而出现寒象。如机体阳气虚弱，可出现面色苍白、畏寒肢冷、神疲蜷卧、自汗、脉微等表现，其性质亦属寒，所以称阳虚则寒。阳虚则寒属于阳消而阴相对长。"阴虚则热"，阴虚是人体的阴液不足。阴虚不能制约阳，则阳相对偏亢而出现热象。如久病耗阴或素体阴液亏损，可出现潮热、盗汗、五心烦热、口舌干燥、脉细数等表现，其性质亦属热，所以称阴虚则热。阴虚则热属于阴消而阳相对长。其中，以消为主，因消而长，长居其次。阴阳互损，根据阴阳互根的原理，是指机体的阴阳任何一方虚损到一定程度，必然导致另一方的不足。机体阳虚至一定程度时，因不能化生阴液，而同时出现阴虚的现象，称为"阳损及阴"。同样，机体阴虚至一定程度时，因阴虚不能化生阳气，而同时出现阳虚的现象，称"阴损及阳"。阳损及阴或阴损及阳最终会导致"阴阳两虚"。阴阳两虚是阴阳的对立处在低于正常水平的平衡状态，是病理状态而不是正常的生理状态。

　　临床上，为了区别阳盛则热、阴盛则寒和阳虚则寒、阴虚则热，把阳盛则热称作"实热"，把阴虚则热称作"虚热"，把阴盛则寒称作"实寒"，把阳虚则寒称作"虚寒"。至于阳损及阴、阴损及阳乃至阴阳两虚，均属虚寒、虚热范畴。阳损及阴，以虚寒为主，虚热居次；阴损及阳，以虚热为主，虚寒居次。阴阳两虚则是虚寒、虚热并存，且暂时处于均势的状态。但是由于这种低水平的平衡是动态平衡，所以在疾病的发展过程中仍然会有主次之分。

　　阴阳转化：在疾病的发展过程中，阴阳偏盛、偏衰的病理变化可以在一定条件下向各自的相反方向转化。即阳证可以转化为阴证，阴证可以转化为阳证。阳损及阴和阴损及阳也是阴阳转化的体现。在病理状态下，对立的邪正双方同处于疾病的统一体中，进行着剧烈的斗争，它们的力量对比是不断运动变化着的。邪正斗争，是疾病自我运动转化的内在原因，医疗护理是促使转化的外部条件，外因通过内因而起作用。由于阴中有阳、阳中有阴，所以阴证和阳证虽然是对立的、有显著差别的，但这种对立又互相渗透，阳证之中还存在着阴证的因素，阴证之中也存在着阳证的因素。

2.1.2.3　以阴阳指导疾病的诊断

　　中医诊断疾病的过程，包括诊察疾病和辨证两个方面。"察色按脉，先别阴阳"（《黄帝内经·素问·阴阳应象大论篇》），将阴阳学说用于诊断学，旨在分析通过四诊收集来的临床资料进行辨证。由于阴阳偏盛、偏衰是疾病发生发展过程中病理变化的基本规律，所以疾病的病理变化虽然错综复杂、千变万化，但基本性质可以概括为阴和阳两大类。

阴阳是分析四诊资料之目，如色泽鲜明者属阳，晦暗者属阴；语声高亢洪亮者属阳，低微无力者属阴；呼吸有力、声高气粗者属阳，呼吸微弱、声低气怯者属阴；口渴喜冷者属阳，口渴喜热者属阴；脉浮、数、洪、滑等属阳，沉、迟、细、涩等属阴。

阴阳是辨证的总纲，如八纲辨证中，表证、热证、实证属阳，里证、寒证、虚证属阴。在临床辨证中，只有分清阴阳，才能抓住疾病的本质，做到执简驭繁。所以辨别阴证、阳证是诊断疾病的基本原则，在临床上具有重要意义。在脏腑辨证中，脏腑气血阴阳失调可表现出许多复杂的证候，但不外阴阳两大类，如在虚证分类中，心有气虚、阳虚和血虚、阴虚之分，前者属阳虚范畴，后者属阴虚范畴。

2.1.2.4　以阴阳指导疾病的防治

中医学十分重视对疾病的预防，不仅用阴阳学说来阐发摄生学说的理论，而且摄生的具体方法也是以阴阳学说为依据的。阴阳学说认为，如果人体的阴阳变化与自然界四时的阴阳变化协调一致，就可以延年益寿，因而主张顺应自然、春夏养阳、秋冬养阴、精神内守、饮食有节、起居有常，做到"法于阴阳，和于术数"（《黄帝内经·素问·上古天真论篇》），借以保持机体内部及机体内外环境之间的阴阳平衡，达到增进健康、预防疾病的目的。疾病的发生发展的根本原因是阴阳失调，因此，调整阴阳，补偏救弊，促使阴平阳秘，恢复阴阳相对平衡，是治疗疾病的基本原则。以阴阳学说指导疾病的防治，一是确定治疗原则，二是归纳药物的性能。

2.1.2.5　以阴阳平衡确定治疗原则

阴阳偏盛的治疗原则：损其有余，实者泻之。阴阳偏盛，即阴或阳的过盛有余，为有余之证；阳盛则阴病，阳盛则热，阳盛易于损伤阴液；阴盛则阳病，阴盛则寒，阴盛易于损伤阳气，故在调整阴阳的偏盛时，应注意有无相应的阴或阳偏衰的情况存在。若阴或阳偏盛而其相对的一方并没有虚损时，即可采用"损其有余"的原则。若其相对的一方有偏衰时，则当兼顾其不足，配合以扶阳或益阴之法。阳盛则热属实热证，宜用寒凉药以制其阳，治热以寒，即"热者寒之"。阴盛则寒属实寒证，宜用温热药以制其阴，治寒以热，即"寒者热之"。因二者均为实证，所以称这种治疗原则为"损其有余"，即"实者泻之"。

阴阳偏衰的治疗原则：补其不足，虚者补之。阴阳偏衰，即阴或阳的虚损不足，或为阴虚，或为阳虚。阴虚不能制阳而致阳亢者，属虚热证，治当滋阴以抑阳。一般不能用寒凉药直折其热，须用"壮水之主，以制阳光"的方法。"壮水之主，以制阳光"又称壮水制火或滋水制火、滋阴抑火，是治求其属的治法，即用滋阴降火之法抑制阳亢火盛。如肾阴不足之虚火上炎，此非火之有余，乃水之不足，故当滋养肾水，即"阳病治阴"；若阳虚不能制阴而造成阴盛者，属虚寒证，治当扶阳制阴。一般不宜用辛温发散药以散阴寒，须"益火之源以消阴翳"，又称益火消阴或扶阳退阴，亦是治求其属的治法，即用扶阳益火之法消退阴盛。如肾主命门，为先天真火所藏，肾阳虚衰则现阳微阴盛的寒证，此非寒之有余，乃真阳不足，故治当温补肾阳，消除阴寒，治疗原则为"阴病治阳"。

阳损及阴、阴损及阳、阴阳俱损的治疗原则：补阳配阴，补阴配阳，阴阳俱补。根据阴阳互根的原理，阳损及阴则治阳要顾阴，即在充分补阳的基础上补阴（补阳配阴）；阴损及阳则治阴要顾阳，即在充分补阴的基础上补阳（补阴配阳）；阴阳俱损则应阴阳俱补，以纠正这种低水平的平衡。阴阳偏衰为虚证，所以称这种治疗原则为"补其不足"或"虚则补之"。

2.1.2.6 以阴阳归纳中药的性能

阴阳可用于概括药物的性味功能，指导临床用药。治疗疾病，就是根据疾病的阴阳偏盛、偏衰，确定治疗原则，再结合药物的阴阳属性和作用，选择相应的药物，从而达到调整阴阳的目的。中药的性能，是指药物具有四气、五味、升降浮沉的特性。

2.1.2.7 以阴阳来认识五脏六腑

《黄帝内经·素问·阴阳应象大论篇》曰："黄帝曰：阴阳者，天地之道也，万物之纲纪，变化之父母，生杀之本始，神明之府也，治病必求于本。"古人将阴阳的重要性提出来了。阴阳对于学习中医和养生很重要，从阴阳入手，治病才能"必求于本"。"洞明阴阳之理"，"功夫全在阴阳上打算"，"认证只分阴阳"，"病情变化，非一端能尽，万变万化，不越阴阳两法"，这些说法都说明了阴阳的重要性。"故积阳为天，积阴为地。阴静阳躁，阳生阴长，阳杀阴藏。阳化气，阴成形，寒极生热，热极生寒。寒气生浊，热气生清。清气在下，则生飧泄。浊气在上，则生瞋胀。此阴阳反作，病之逆从也。"（《黄帝内经·素问·阴阳应象大论篇》）"夫言人之阴阳，则外为阳，内为阴。言人身之阴阳，则背为阳，腹为阴。言人身之脏腑中阴阳，则脏者为阴，腑者

为阳。"(《黄帝内经·素问·金匮真言论篇》)

2.1.3 阴阳失衡与肿瘤的辨证施膳

2.1.3.1 肿瘤食疗的原则

中医理论讲究扶正固本、重视胃气:"有胃气则生,无胃气则死","人无胃气曰逆,逆者死"。中医认为,肿瘤是因虚而发病,因虚致实,虚实夹杂的病证。肿瘤是否发病,取决于邪正力量的对比:正气充沛,脏腑功能健旺,能抵抗外邪侵袭,防止疾病发生;若正气虚弱,不能抵御邪气,就会发病。肿瘤患者癌毒耗伤气血,再加上手术、放疗、化疗以及中药攻邪之品,导致机体正虚。因此,合理的保健食疗对于肿瘤患者的康复和生命的延长有着重要意义。

2.1.3.2 辨证施膳,调摄阴阳

中医理论认为,机体发生疾病,究其原因,皆由于阴阳失调。阴阳失调是肿瘤发生、发展变化的基本。肿瘤患者病程长短不一,病情轻重不一,体质不一,食疗时就需要针对个体进行辨证,提供个体化的膳食方案。

2.2 气的含义、生理作用及养生

2.2.1 气的含义

2.2.1.1 古人对气的认识

在古代,气是人们对自然现象的一种朴素认识。人们认为气是构成世界的最基本的物质,宇宙间一切事物和现象都是由气的运动变化而产生的。在《春秋公羊传注疏》里有"元者气也,无形以起,有形以分,造起天地,天地之始也"。中医学认为,气是比精更微小的构成人体的基本物质。《黄帝内经》的精气说理论更为完善。其中的《素问·宝命全形论篇》曰"人以天地之气生……天地合气,命之曰人"。《素问·六节脏象论篇》曰"……气和而生,津液相成,神乃自生"。《灵枢·决气》曰"上焦开发,宣五谷味,熏肤充身泽毛,若雾露之溉,是谓气"。气在生命活动中,具有十分重要的作用,人体的生长、发育、衰老、死亡和疾病的发生发展,都与气的盛衰、运动变化有关,正如《难经·八难》中描述的:"故气者,人之根本也,根绝则茎叶枯矣。"

2.2.1.2 气的含义

气,是指构成人体和维持人体生命活动的精微物质。气是比精更微小,运

动能力较强的物质。根据不同来源，气可分为水谷之气、呼吸之清气。后天水谷之气，是机体消化吸收的物质，跟脾密切相关；清气随机体呼吸而入，跟肺密切相关。根据不同来源和分布部位、功效，气有元气、宗气、营气、卫气等。元气由先天肾中精气（即来自父母）、后脾胃水谷之气及肺中清气滋养所生成，分布于全身各处；宗气由清气及水谷之气相合而成，以贯心脉而司呼吸；营气由谷气之精华部分所化生，旨在化生血液、营养全身，运行于十二经脉（精专营气）；卫气是水谷之悍气也，以温分肉、充皮肤、肥腠理、司开阖。脏腑经络之气，和全身的气一样，由精气、清气、水谷之气经肺、脾、肾共同作用而化生，可转化为推动和维持脏腑进行生理活动的能量，可更新充实脏腑、经络等组织结构，并生成五脏六腑之精而储存。气还可指脏腑组织的机能活动，如五脏之气、六腑之气、经络之气等；精微之气正是通过脏腑组织的功能活动而体现其存在的。

2.2.2　气的生理作用

2.2.2.1　气的激发和推动作用

人体的生长发育、各脏腑经络的生理活动、血液的循行、津液的输布，均靠气的激发和推动。若气虚则动力不足，人的生长发育就会迟缓，脏腑经络的功能就会减退，或血行滞缓，或水液不化，或津液不布，或痰湿内生。

2.2.2.2　气的温煦作用

人的体温是相对恒定的，它不会因外界温度的变动而发生明显的变化。体温的维持依赖于产热过程与散热过程之间的相对平衡。

2.2.2.3　气的防御作用

危害人体健康的因素有微生物、周围环境等，即使是维持正常生命活动的日光、空气、水等失衡，也会成为致病因素。人体的防御机能能抵御邪气的侵害，或者在体内拦截与围剿这些不利因素，维护机体的健康。中医学认为气能护卫肌表、防御外邪的入侵。《素问遗篇·刺法论篇》说"正气存内，邪不可干"，这里所说的"邪"即是危害人体的因素，"正气"即是机体的防御作用。邪一旦侵害机体，气能与其做斗争，或驱邪外出，或围剿消灭于内，使疾病不能产生。

2.2.2.4　气的固摄作用

气的固摄作用，指气对腹腔脏器、体内的某些物质、某些代谢产物等，有固摄控制与调节作用。可表现为多方面，如气可保持脏器的位置相对稳定，一旦气虚，固摄减弱，脏器位置便会下移。体现为"下陷"，如常见的子宫、胃、肾等脏器下垂，脱肛等。另外，气的固摄作用还表现在气能统摄血液，使血不溢于脉管之外；固摄肾精不致遗泄；控制汗与尿有节制地排泄等。若气虚不固，血失统摄溢出脉外，则导致出血诸证，精不固摄则滑精、遗精、早泄；汗、尿无制则自汗不止，或小便失禁等。

2.2.2.5　气的气化作用

气的气化作用，指组成人体的物质的相互转化，都是气运动变化的结果。这实际上是体内新陈代谢的生理过程，即物质转化与能量转化的过程。这个复杂的过程，中医学认为是由气在起作用。《素问·阴阳应象大论篇》曰："味归形，形归气，气归精，精归化。精食气，形食味。化生精，气生形。味伤形，气伤精。精化为气，气伤于味。"指精气之间的相互化生，维持了人体的生长变化。

2.2.3　气与养生

2.2.3.1　气是中国古代哲学的核心范畴之一

中国古代哲学认为，气是一种极细微的物质，是构成世界万物的本原。中医经典著作《黄帝内经》继承和发展了这一学说，并将其应用到医学中，认为气是构成人体的最基本物质，也是维持人体生命活动的最基本物质。人与自然皆由气构成，强调了人与自然的整体性。

2.2.3.2　元气是人体生长发育的原动力

元气是中医气的一种。人的健康与长寿、疾病与死亡，都与元气密切相关。先人从元气的功能与养生的关系进行系统阐述，提出了培元固本是养生长寿的重要途径。

2.3　五行的含义及五行学说在中医学中的应用

2.3.1　五行的含义

五行指木、火、土、水、金五种物质和它们的运动。五行的概念早在战国时期就已出现，它是阴阳相互作用的产物。木、火和金、水分列于土地上下，前两者属阳，后两者属阴。火比木更活跃属至阳，水比金位置更下，属至阴；土地处中间属于中性。因水为树木生长所必需，故水又与木相互依存，这样就构成了木生火、火生土、土生金、金生水、水生木的五行循环，称为"五行相生"。顺着这种循环物质就相生，违背了这种循环物质就会相克。木克土、土克水、水克火、火克金、金克木，称为"五行相克"。但是，事物的发展变化存在反常现象，这就有了相乘和相侮。相乘就是过度的相克，其次序与相克是一致的，比如，木气偏亢，太过的木便去乘土，使土气虚弱。相侮又叫反克，即本来是自己可以克胜的一方，却反而被它克胜，其次序正好和相克相反。比如，正常的相克关系是木克土，然而土气偏亢，土就会反过来侮木。我国古代哲学家把自然界一切事物的性质分别列入这五大类范畴，并以此说明世界万物的起源。

五行学说认为，金、木、水、火、土是构成物质世界不可缺少的最基本物质，正是由于这五种最基本物质之间相互滋生、相互制约的运动变化，才构成了物质世界。这个行，不是走路的意思，是代表运动，有动能的意思。金，不是黄金，是坚固和凝固的意思。木，代表生的功能和根源。中国字"生"就是一个很好的对五行中木的解释。生是一个象形字，下面是一个"土"字，上面代表破土生发出来的一个枝一片叶。水，代表流动，具有循环和周流的意思。火，代表热。土，代表地球本身。所以，土在五行的方位上居中。

2.3.2　五脏的生理功能及其相互关系、五行学说在中医学中的应用

五行学说在中医学中的应用，主要是以五行的特性来分析归纳人体脏腑、经络、形体、官窍等组织器官和精神情志等各种功能活动，构建以五脏为中心的生理病理系统，进而与自然环境相联系，建立天人一体的五脏系统，并以五行的生克制化规律来分析五脏之间的生理联系，以五行的乘侮和母子相及规律来阐释五脏病变的相互影响，指导疾病的诊断和防治。因此，五行学说作为中医学主要的思维方法，在中医学理论体系的建立中起着重要作用，而且还对中医临床实践具有重要指导意义。

2.3.2.1　五脏的生理功能特点及其相互关系

五脏的生理功能特点及其相互滋生、相互制约的关系，是以五行的特性及其生克规律来论述的。五行的特性并不能说明五脏的所有功能，而五行的生克关系也难以完全阐释五脏间复杂的生理联系。五行学说在生理方面的应用，主要包括以五行特性类比五脏的生理特点，构建天人一体的五脏系统，以生克制化说明五脏之间的生理联系等几个方面。

1. 五脏的生理功能特点

五行学说将人体的五脏分别归属于五行，并以五行的特性来说明五脏的生

理功能特点。如木有生长、升发、舒畅、条达的特性，肝喜条达而恶抑郁，有疏通气血，调畅情志的功能，故肝属木。火有温热、向上、光明的特性，心主神明以为脏腑之主，故心属火。土性敦厚，有生化万物的特性，脾主运化水谷、化生精微以营养脏腑形体，为气血生化之源，故以脾属土。金性清肃、收敛，肺具有清肃之性，以清肃下降为顺，故以肺属金。水具有滋润、下行、闭藏的特性，肾有主水、藏精的功能，故肾属水。

2. 构建天人一体的五脏系统

五行学说除以五行特性类比五脏的生理功能特点，确定五脏的五行属性外，还以五脏为中心，推演整个人体的各种组织结构与功能，将人体的形体、官窍、精神、情志等分归于五脏，构建以五脏为中心的生理病理系统。同时，又将自然界的五方、五气、五色、五味等与人体的五脏联系起来，建立了以五脏为中心的天人一体的系统，将人体内外环境联结成一个密切联系的整体。以肝为例："东方生风，风生木，木生酸，酸生肝，肝生筋，筋生心。肝主目"（《黄帝内经·素问·阴阳应象大论篇》），"东方青色，入通于肝。开窍于目，藏精于肝，故病在头。其味酸，其类草木……是以知病之在筋也"（《黄帝内经·素问·金匮真言论篇》），这样把自然界的东方、春季、青色、风气、酸味等，通过五行的木与人体的肝、筋、目联系起来，构筑了联系人体内外的肝木系统，体现了天人相应的整体观念。

3. 五脏之间的生理联系

五脏的功能活动不是孤立的，而是相互联系的。五行学说不仅用五行的特性说明五脏的生理功能特点，而且还运用五行生克制化理论来说明脏腑生理功能的内在联系，即五脏之间存在着既相互滋生又相互制约的关系。

五行相克说明五脏之间的制约关系：肾制约心即水克火，如肾水上济于心，可以防止心火之亢盛；心制约肺即火克金，如心火之阳热，可以抑制肺气清肃太过；肺制约肝即金克木，如肺气清肃，可以抑制肝阳的上亢；肝制约脾即木克土，如肝气条达，可疏泄脾气之壅滞；脾制约肾即土克水，如脾气之运化水液，可防肾水泛滥。

五行制化说明五脏之间的协调平衡：依据五行学说，五脏中的每一脏都具有生我、我生和克我、我克的生理联系。五脏之间的生克制化，说明每一脏在功能上因有他脏的资助而不至于虚损，又因有他脏的制约和克制，而不至于过亢；本脏之气太盛，则有他脏之气制约；本脏之气虚损，则又可由他脏之气补充。如脾（土）之气，其虚则有心（火）生之，其亢则有肝（木）克之；肺（金）气不足，脾（土）可生之；肾（水）气过亢，脾（土）可克之。这种制化关系把五脏紧紧联系成一个整体，从而保证了人体内环境的统一。

如前所述，五脏的生理功能特点及其相互滋生、相互制约的关系，是以五行的特性及其生克规律来论述的。然而，五脏的功能是多样的，其相互间的关系也是复杂的。五行的特性并不能说明五脏的所有生理功能特点，而五行的生克规律也难以完全阐释五脏间复杂的生理关系。因此，在研究脏腑的生理功能特点及其相互关系时，不能囿于五行之间相生相克的理论。

4. 五脏病变的相互影响

五行学说，不仅可用以说明在生理情况下脏腑间的相互联系，而且可以说明在病理情况下脏腑间的相互影响。某脏的疾病可以传至他脏，他脏的疾病也可以传至本脏，这种病理上的相互影响被称为传变。以五行学说阐释五脏病变的相互传变，可分为相生关系的传变和相克关系的传变两类。

相生关系的传变，包括"母病及子"和"子病及母"两个方面。母病及子，即母脏之病传及子脏。如肾属水，肝属木，水能生木，故肾为母脏，肝为子脏。肾病及肝，即属母病及子。临床常见的因肾精不足不能资助肝血而致的肝肾精血亏虚证，肾阴不足不能涵养肝木而致的肝阳上亢证，肾阳不足不能资助肝阳而致的少腹冷痛证。他脏之间的母病及子传变，可以此类推。母病及子，多见母脏不足累及子脏亏虚的母子两脏皆虚的病证。子病及母，是指疾病的传变，从子脏传及母脏。如肝属木，心属火，木能生火，故肝为母脏，心为子脏。心病及肝，即是子病及母。临床常见的因心血不足累及肝血亏虚而致的心肝血虚证，因心火旺盛引动肝火而形成心肝火旺证。子病及母，既有子脏虚引起母脏也虚的虚证，又有子脏盛导致母脏也盛的实证。另外，还有子脏盛导致母脏虚的虚实夹杂病变，即所谓"子盗母气"，如肝火亢盛，下劫肾阴，以致肾阴亏虚的病变。

相克关系的传变，包括相乘和相侮两个方面。相乘，是相克太过致病。引起五脏相乘的原因有二：一是某脏过盛，而致其所胜之脏受到过分克伐；二是某脏过弱，不能耐受其所不胜之脏的正常克制，从而出现相对克伐太过。如以肝木和脾土之间的相克关系而言，相乘传变就有"木旺乘土"（即肝气乘脾）和"土虚木乘"（即脾虚肝乘）两种情况。由于肝气郁结或肝气上逆，影响脾胃的运化功能而出现胸胁苦满、脘腹胀痛、泛酸、泄泻等表现时，称为木旺乘土。反之，先有脾胃虚弱，不能耐受肝气的克伐，而出现头晕乏力、纳呆嗳气、胸胁胀满、腹痛泄泻等表现时，称为土虚木乘。相侮，是反向克制致病。形成五脏相侮亦有两种情况，即太过相侮和不及相侮。太过相侮，是指由于某脏过于亢盛，导致其所不胜无力克制而反被克的病理现象。如肺金本能克制肝木，由于暴怒而致肝火亢盛，肺金不仅无力制约肝木，反遭肝火之反向克制，而出现急躁易怒、面红目赤，甚则咳逆上气、咯血等肝木反侮肺金的症状，称为"木火刑金"。不及相侮，是指由于某脏虚损，导致其所胜之脏出现反克的病理现象。如脾土虚衰不能制约肾水，出现全身水肿，称为"土虚水侮"。

2.3.2.2 指导疾病的诊断

人体是一个有机整体，当五脏有病时，其功能活动及其相互关系脏腑的异常变化可以反映到体表，出现色泽、声音、形态、脉象等诸方面的异常变化，即所谓"有诸内者，必形诸外"。五行学说将人体五脏与自然界的五色、五音、五味等都做了相应联系，构成了天人一体的五脏系统，因而观察分析望、闻、问、切四诊所搜集的外在表现，依据事物属性的五行归类和五行生克乘侮规律，可确定五脏病变的部位，推断病情进展和判断疾病的预后。即所谓"视其外应，以知其内脏"。

2.3.2.3 确定五脏的病变部位

五行学说以事物五行属性归类和生克乘侮规律确定五脏病变的部位，包括以本脏所主之色、味、脉来诊断本脏之病和以他脏所主之色、味、脉来确定五脏相兼病变。如面见青色、喜食酸味、脉见弦象，可以诊断为肝病；面见赤色、口味苦、脉象洪，是心火亢盛之病；若脾虚病人，而面见青色，为木来乘土，是肝气犯脾；若心脏病人，而面见黑色，为水来乘火，多见于肾水上凌于心；等等。故《难经·六十一难》说："望而知之者，望见其五色，以知其病。闻而知之者，闻其五音，以别其病。问而知之者，问其所欲五味，以知其病所起所在也。切脉而知之者，诊其寸口，视其虚实，以知其病在何藏府也。"

2.3.2.4 推断病情的轻重顺逆

五行学说根据五色之间的生克关系来推测病情的轻重顺逆。由于内脏疾病及其相互关系脏腑的异常变化，皆可从面部色泽的变化中表现出来，因此我们可以根据"主色"和"客色"的变化，以五行的生克关系为基础，推测病情的顺逆。"主色"是指五脏的本色，"客色"为应时之色。"主色"胜"客色"，其病为逆；反之，"客色"胜"主色"，其病为顺。《医宗金鉴·四诊心法要诀注释》中有"肝青心赤，脾藏色黄，肺白肾黑，五藏之常"，"藏色为主，时色为客。春青夏赤，秋白冬黑，长夏四季，色黄常则，客胜主善，主胜客恶"。

2.3.2.5 指导疾病的治疗

五行学说指导疾病的治疗，主要表现在：根据药物的色、味，按五行归属指导脏腑用药；依据五行的生克乘侮规律，控制疾病的传变和确定治则治法；

指导针灸取穴和情志疾病的治疗等。

1. 指导脏腑用药

不同的药物，有不同的颜色与气味。以颜色分，有青、赤、黄、白、黑五色；以气味辨，则有酸、苦、甘、辛、咸五味。药物的五色、五味与五脏的关系是以天然色味为基础，以其不同性能与归经为依据，按照五行归属来确定的。即青色、酸味入肝，赤色、苦味入心，黄色、甘味入脾，白色、辛味入肺，黑色、咸味入肾。如白芍、山茱萸味酸入肝经以补肝之精血；丹参味苦、色赤入心经以活血安神，石膏色白、味辛入肺经以清肺热，白术色黄、味甘以补益脾气，玄参、生地色黑，味咸入肾经以滋养肾阴等。临床脏腑用药，除色味外，还必须结合药物的四气（寒、热、温、凉）和升降浮沉等理论来综合分析。

2. 控制疾病的传变

根据五行的生克乘侮规律，五脏中一脏有病，可以传及其他四脏。如肝有病可以影响到心、肺、脾、肾等脏。心、肺、脾、肾有病也可以影响肝脏。不同脏腑的病变，其传变规律不同。因此，临床治疗时除对所病本脏进行治疗，还要依据其传变规律，治疗其他脏腑，以防止其传变。如肝气太过，或郁结或上逆，木亢则乘土，病及脾胃，此时应在疏肝平肝的基础上预先培其脾气，使肝气得平、脾气得健，则肝病不得传于脾。如《难经·七十七难》所说："见肝之病，则知肝当传之与脾，故先实其脾气，无令得受肝之邪，故曰治未病焉。"这里的"实其脾气"，是指在治疗肝病的基础上佐以补脾、健脾。疾病的传变与否，主要取决于脏气的盛衰。"盛则传，虚则受"，是五脏疾病传变的基本规律。在临床实践中，我们既要根据五行的生克乘侮规律掌握五脏病变的传变规律，调整太过与不及，控制其传变，防患于未然，也要依据具体病情辨证施治，切勿将其作为刻板公式而机械地套用。

3. 依据五行相生规律确定治则治法

运用五行相生规律的基本治疗原则为补母和泻子，即"虚则补其母，实则泻其子"。依据五行相生规律确定的治法，常用的有滋水涵木法、益火补土法、培土生金法和金水相生法四种。

补母：一脏之虚证，须补益本脏以使之恢复，还要依据五行相生的次序，补益其"母脏"，通过相生作用而促其恢复；补母适用于母子关系的虚证。如肝血不足，除须用补肝血的药物（如白芍等）外，还可以用补肾益精的药物（如何首乌等），通过水生木的作用促进肝血的恢复。

泻子：指一脏之实证，须泻除本脏亢盛之气时，还可依据五行相生的次序，泻其"子脏"，通过"气舍于其所生"的机理，以泻除该脏的亢盛之气。泻子适用于母子关系的实证，如肝火炽盛，除须用清泻肝火的药物（如龙胆草、柴胡等）外，还可用清泻心火的药物（如生地、木通等），根据"心受气于肝"，"肝气舍于心"的机理，以消除亢盛的肝火。

滋水涵木法：是滋肾阴以养肝阴的治法，又称滋肾养肝法、滋补肝肾法，适用于肾阴亏损而肝阴不足，甚或肝阳上亢之证。

益火补土法：是温肾阳以补脾阳的治法，又称温肾健脾法、温补脾肾法，适用于肾阳衰微所致脾阳不振之证。必须说明的是，按五行生克次序来说，心属火，脾属土，火不生土应当是心火不生脾土，而益火补土应当是温心阳以暖脾土。但自命门学说兴起以来，多认为命门之火具有温煦脾土的作用。因此，目前临床上多将益火补土法用于肾阳（命门之火）衰微而致脾失健运之证，而少指心火与脾阳的关系。

培土生金法：是健脾生气以补益肺气的治法，主要用于脾气虚衰、生气无源，以致肺气虚弱之证，若肺气虚衰兼见脾运不健者，亦可应用。

金水相生法：是滋养肺肾之阴的治法，亦称滋养肺肾法，主要用于肺阴亏虚不能滋养肾阴或肾阴亏虚不能滋养肺阴的肺肾阴虚证。

4. 依据五行相克规律确定治则治法

运用五行相克规律的基本治疗原则：抑强扶弱。依据五行相克规律确定的治法，常用的有抑木扶土法、培土制水法、佐金平木法和泻南补北法四种。人体五脏相克关系异常而出现相乘、相侮等病理变化的原因，不外乎"太过"和"不及"两个方面。太过者属强，表现为机能亢进；不及者属弱，表现为机能衰退。因而治疗上须同时采取抑强扶弱的治疗原则，并侧重于制其强盛，使弱者易于恢复。若一方虽强盛而尚未发生克伐太过，亦可利用这一治则，预先加强其所胜的力量，以阻止疾病的发展。

抑强：适用于相克太过引起的相乘和相侮。如肝气横逆，乘脾犯胃，出现肝脾不调、肝胃不和之证，称为"木旺乘土"，治疗应以疏肝、平肝为主。又如木本克土，若土气壅滞，或脾胃湿热或寒湿壅脾，不但不受木之所克，反而侮木，致使肝气不得疏达，称为"土壅木郁"，治疗应以运脾、祛邪、除湿为主。抑其强者，则其弱者机能自然易于恢复。

扶弱：适用于相克不及引起的相乘和相侮。如脾胃虚弱，肝气乘虚而入，导致肝脾不和之证，称为"土虚木乘"或"土虚木贼"，治疗应以健脾益气为主。又如土本制水，但由于脾气虚弱，不仅不能制水，反遭肾水之反克而出现水湿泛滥之证，称为"土虚水侮"，治疗应以健脾为主。扶助弱者，加强其力量，可以恢复脏腑的正常功能。

抑木扶土法：是疏肝健脾或平肝和胃以治疗肝脾不和或肝气犯胃病证的治法，又称疏肝健脾法、调理肝脾法（或平肝和胃法），适用于木旺乘土或土虚木乘之证。临床应用时，应依据具体情况的不同而对抑木和扶土法有所侧重。如用于木旺乘土之证，则以抑木为主、扶土为辅；若用于土虚木乘之证，则应以扶土为主、抑木为辅。

培土制水法：是健脾利水以治疗水湿停聚病证的治法，又称为敦土利水法，适用于脾虚不运、水湿泛滥而致水肿胀满之证。

佐金平木法：是滋肺阴清肝火以治疗肝火犯肺病证的治法，也可称为滋肺清肝法，适用于肺阴不足、右降不及的肝火犯肺证。若属肝火亢盛，左升太过，上炎侮肺，耗伤肺阴的肝火犯肺证，当以清肝平木为主，兼以滋肺阴以肃降肺气。

泻南补北法：是泻心火补肾水以治疗心肾不交病证的治法，又称泻火补水法、滋阴降火法，适用于肾阴不足、心火偏旺、水火不济、心肾不交之证。因心主火，火属南方，肾主水，水属北方，故称泻南补北法。若由于心火独亢于上，不能下交于肾，应以泻心火为主；若因肾水不足，不能上奉于心，应以滋肾水为主。但必须指出，肾为水火之宅，肾阴虚亦可致相火偏旺，也称为水不制火，这属于一脏本身水火阴阳的偏盛偏衰，不能与五行生克中水不克火混为一谈。

总之，依据五行的生克规律可以确立有效的治则和治法，指导临床用药。但在具体运用时又须分清主次，依据双方力量的对比进行全面的考虑。或以治母为主，兼顾其子；治子为主，兼顾其母。或以抑强为主，扶弱为辅；扶弱为主，抑强为辅。如此，方能正确地指导临床实践，提高治疗效果。

5. 指导针灸取穴

在针灸疗法中，针灸学家将手足十二经近手足末端的井、荥、输、经、合五腧穴，分别配属于木、火、土、金、水五行。在治疗脏腑病证时，根据不同的病情以五行生克规律进行选穴治疗。如治疗肝虚证，则根据"虚则补其母"的原则，取肾经的合穴（水穴）阴谷或本经合穴（水穴）曲泉进行治疗；若治疗肝实证，则根据"实则泻其子"的原则，取心经荥穴（火穴）少府或本经荥穴（火穴）行间进行治疗，以达到补虚泻实、恢复脏腑正常功能之效。

6. 指导情志疾病的治疗

人的情志活动，属五脏功能之一，而情志活动异常，又会损伤相应内脏。由于五脏之间存在相生相克的关系，故人的情志也有相互抑制的作用。临床上可以运用不同情志之间的相互抑制关系来达到治疗的目的。如"怒伤肝，悲胜怒……喜伤心，恐胜喜……思伤脾，怒胜思……忧伤肺，喜胜忧……恐伤肾，思胜恐……"（《黄帝内经·素问·阴阳应象大论篇》）。这就是情志疾病治疗中所谓的"以情胜情"之法。

2.3.3 五行与健康

五行在中国传统观念中几乎与所有事物都相关，如人的长相、身材、性格等也和五行息息相关。

2.3.3.1 金形之人

金形之人，从体形上看多较消瘦，骨态较露，骨节突出，头、肩、腹、手、脚都较小，从外貌看脸形偏方，肤色较白。金形之人较强悍，多心急，能当机立断。但也能沉稳观察事态发展。金主肃杀，严而有威。因此，金形人多官将之材。金耐寒、畏火、不耐暖热，所以，要特别小心春夏。

2.3.3.2 木形之人

木形之人，从体形上看如树形，身材多挺直瘦长，头较小，身背较宽，手足也小，皮肤略青。木形之人属于劳碌型，命中多操劳，有任劳任怨之佳行。木喜春夏，畏秋冬，所以木形之人如感风邪极易伤肝，而且多在秋冬季。因为肝属木，故木形之人在秋冬时，一定要加强对肝的保护，注意营养，不要过于疲劳，以防染上肝疾。

2.3.3.3 水形之人

水形之人适合于秋冬，秋冬之季，金水相生。春时，木泄水气显枯；夏时，火蒸水气呈涸。所以，春夏时，水形之人容易染病，而且多属腰肾，不可不防。

2.3.3.4 火形之人

从体型上看，火形之人面尖头小，肩背宽，身体强壮，手足也较小。火形之人肤色偏红，脾气易暴躁，不重视钱财，变化无常，能全面考虑问题，但缺乏行动的勇气，耐力较差。火喜春夏，不耐秋冬。夏火惧冬水，一旦秋冬感染外邪，容易发生心脏方面的病症。心脏病的人多急于秋冬，与此有关。

2.3.3.5 土形之人

土形之人肌肉饱满，四肢匀称。土形之人脸圆头大，肤色较黄；心地温和，不喜欢趋炎附势，也不弄权玩势，适合于做慈善事业；不耐春夏，得时于秋冬。

所以，当春夏之时，土形之人若感染疾病，容易伤脾，出现消化吸收障碍。

2.4　精、气、血、津液

2.4.1　精

精是禀受于父母的原始生命物质与后天水谷精微相融合而形成的一种精华物质，是人体生命的本源，是构成人体和维持人体生命活动的最基本物质。精与气相对而言，精属阴而有形，藏寓于脏腑之中；气属阳而无形，运行于全身上下内外。精除了具有繁衍生命的重要作用外，还具有濡养、化血、化气、化神等功能。

2.4.1.1　中医学的精理论

精理论源于古人对人类生殖繁衍过程的观察与体验，并在人体吸收饮食精华物质来维持生命的观察过程中得以完善。人体之精是人类生命繁衍的根源，指人体内部的精华物质，与古代哲学范畴中的抽象的精的概念不同。

2.4.1.2　精的多重含义

精的本始含义，是指具有繁衍后代作用的生殖之精。《黄帝内经·素问·上古天真论篇》中记载的"丈夫……二八，肾气盛，天癸至，精气溢泻，阴阳和，故能有子"，称为狭义之精。从精华、精微之意的角度出发，人体之内的血、津液、髓以及水谷精微等一切精微物质，均属于精的广义范畴。从具体物质的生成与功能而言，精与血、津液、髓的概念是有区别的。精的范畴，仅限于先天之精、水谷之精、生殖之精及脏腑之精，并不包含血、津液及髓。

2.4.1.3　精的作用

繁衍生命。由先天之精在后天之精资助下生成的生殖之精，具有繁衍生命的作用。由于具有繁衍功能的先天之精主要藏于肾，并且五脏六腑之精都可资助藏于肾的先天之精，故生殖之精由肾精化生。先、后天之精的相辅相成使肾精逐渐充实，化生的肾气也逐渐充盛。

濡养作用。精能滋润濡养人体各脏腑、形体、官窍。先天之精与后天之精充盛，则脏腑之精充盈，因而全身脏腑、组织、官窍得到精的充养，各种生理机能得以正常发挥。若先天禀赋不足，或后天之精化生有碍，则脏腑之精亏虚失去濡养作用，脏腑、组织、官窍得不到精的濡养和支持，其功能就不能正常发挥。如肾精有损，则见生长发育迟缓或未老先衰；若肺精不足，则见呼吸障碍、皮肤失润无泽；若肝精不足，肝血不充，筋脉失养，则见拘挛或抽搐等。肾是藏精的主要脏器，肾精可以生髓，髓充养骨骼，使骨骼健壮，牙齿坚固；髓充养于脑，则脑的生理功能得以充分发挥。如若肾精亏虚，不能生髓，则骨骼失养，牙齿脱落松动；髓海不足，则头昏神疲，智力减退。

精化血。精可以转化为血，是血液生成的来源之一。《张氏医通·诸血门》说"精不泄，归精于肝而化清血"，因而肾精充盈，则肝有所养，血有所充。故精足则血旺，精亏则血虚。精化血的另外一个意思，是指精作为精微的生命物质，既可单独存在于脏腑组织中，也可不断地融合于血液中。如心精融入心血中、肝精融入肝血中以发挥其濡养作用。

精化气。精可以化生为气。《黄帝内经·素问·阴阳应象大论篇》说"精化为气"，先天之精可以化生先天之气（元气），水谷之精可以化生谷气，再加上肺吸入的自然界清气，综合而成一身之气。气不断地推动和调控人体的新陈代谢，维系生命活动。精是生命的本源，是构成人体的最基本物质。先、后天之精分藏于脏腑之中，成为脏腑之精；一身之气分布于脏腑之中，成为脏腑之气。先、后天之精充盛，则其化生的一身之气必然充足；各脏腑之精充足，则化生的脏腑之气自然充沛。各脏腑之气推动和调控着各脏腑的功能，使其功能正常且协调共济，共同维持机体正常的生命进程。精化生气，气有保卫机体、抵御外邪入侵的能力。《黄帝内经·素问·金匮真言论篇》说"故藏于精者，春不病温"，可见，精足则机体正气旺盛，抗病力强，不易受病邪侵袭。脏腑之精充盈，肾精充盛，则机体生命活动旺盛，身体健康，生殖功能正常，能抗御外邪。若脏腑之精亏虚，则化气不足，机体正气虚衰，抗病能力下降，对整个生命活动极为不利。

精化神。精能化神，精是神化生的物质基础。神是人体生命活动的外在总体表现，它的产生离不开精这一基本物质。《灵枢经·平人绝谷》说"神者，水谷之精气也"，精与神的关系，说明了物质是第一性的唯物观点。因此，"精气不散，神守不分"（《黄帝内经·素问·遗篇·刺法论篇》）。只有积精，才能全神，这是生命存在的根本保证。反之，精亏则神疲，精亡则神散，生命休矣。

2.4.2 气、血

气与血为人体最宝贵的基础物质，不仅是四肢百骸、脏腑经络的能源和动力，也是营卫、津液、神志的气化源泉和物质基础。它在临床实践中的运用更为重要，因为气血理论直接贯穿于病因、病理、诊法、辨证、治则和方药之中。总之，气与血循行周身、贯通上下，无处无气血，气血无时不运行。所以认为，气血学说是中国医学体系的理论基础。气血学说的形成始于秦汉时期，最早的记载见于《黄帝内经》。书中以阴阳、气血、脏腑、经络为主导，阐述了治疗或预防疾病的要旨，即所谓"疏其血气，令其调达，而致和平"。后世医家在不断的医疗实践中，逐渐地丰富和发展了气血学说的内容。

2.4.2.1　气的概念

气是无形的物质，又是一切生化的本源，在各学科中运用甚广。其要义有二：一指气质，二指功能。气质是本，功能是标。中国医学论述气的名称较多，诸如阴气、阳气、真气、元气、正气、中气、胃气、谷气、精气、津气、营气、卫气、宗气、大气、清气、浊气以及五脏六腑之气、十二经脉之气等。上述诸气都各有相对应的功能。气血之气主要属于"宗气"范畴，同时又与其他气存在密切联系。人体诸气统为一体，体现了中国医学整体观的特征，现只从宗气论之。宗气的实质与作用：宗气亦称大气，是人体最基本、最精微的营养物质。宗气来源于水谷与呼吸，宣行于心肺与全身，是血液的主要来源，也是运行血液的根本动力，是人体宗主之气。《黄帝内经·灵枢·海论》中指出"宗气积于胸中，出于喉咙，以贯心脉，而行呼吸……"，《黄帝内经·素问·平人气象论篇》指出"胃之大络，名曰虚里，贯鬲络肺，出于左乳下，其动应衣，脉宗气也"，对宗气的功能进行阐释。

气的统一性。宗气不能独自生化运行以尽其用，而必须与全身诸气相互协调，方能发挥主导作用。例如，宗气的产生固然来源于水谷与呼吸，而水谷的消化又需要脾气健运与肾气温煦。再以呼吸言，"呼出心与肺，吸入肾与肝"（《难经·四难》），其又与肝、肾、心、肺之气息息相通。又如，真气是人生禀赋的先天之气，而藏于肾，亦即元气。其既是宗气的原始动力，又赖宗气的资营补充。至于营气、卫气、精气等，既与宗气相互为用，又是气血的主要成分。

2.4.2.2　血的概念

什么是血？"中焦受气取汁，变化而赤，是谓血"，"诸血者，皆属于心"，"夫脉者，血之府也"，这是中医学对"血"的阐释，指出血是从中焦脾胃受纳的水谷精微之气，通过消化吸收上承于心，又经过心的气化作用，遂变为赤色的血液，而流行于脉道中。同时，中医学对血的生成传输及其主要作用的全部论述，都蕴含着丰富多彩的独特阐发，仅列举《黄帝内经·素问·经脉别论篇》中的一段经文加以概说："食气入胃，浊气归心，淫精于脉；脉气流经，经气归于肺，肺朝百脉，输精于皮毛；毛脉合精，行气于府；府精神明，留于四脏，气归于权衡；权衡以平，气口成寸，以决死生。"仅十五句话，概括了血液的生化运输及其主要功能。其要义有四：一是指出血液的生化来源和心脏与血脉的关系。二是阐明血液自心脏流行于经脉之中，又必须通过肺的呼吸进行气体交换，再输布全身以及皮毛。三是心与肺合成的血液流入于脉、脏腑之中，发挥着微妙的"神明"作用，而藏蓄在各个脏器中，维持着各部的正常生理活动，主宰着身体的平衡与协调。四是这种正常的权衡协调功能又通过血脉集中反应于寸口的脉动，所以诊察寸口脉就可以测知生理的正常以及病理的基本变化，进而决断人的生死。

2.4.2.3　气血学说的创建和发展

气血学说的创建，来源于《黄帝内经》。其中的《素问》八十一篇中或多或少地直接谈及气血理论，至于《灵枢》，除专谈肠胃解剖的第三十一篇及专论标本治法的第二十五篇外，其余无不论及气血，内容十分重要，为后世气血学说的发展打下了牢固的基础。其不仅阐发了气血与阴阳、藏象、经络、营卫、诊法、辨证、治则及针灸等理论学说的密切关系，在论五运六气时也多结合人体气血。

此后，气血学说的理论和临床应用得到不断发展，如扁鹊的《难经》、张仲景的《伤寒杂病论》、华佗的《中藏经》、王叔和的《脉经》以及孙思邈的《备急千金要方》和王焘的《外台秘要》等。虽然针对气血学说系统的论著不多，但精辟发挥确实不少，如清代的唐容川、王清任等。气血学说在现代科学技术突飞猛进的有利条件下，应得到更大发展，以期在今后的医疗实践中做出更大的贡献。

2.4.3　精、气、血、津液临床分类

2.4.3.1　气虚类证

气虚类证包括气虚证及气陷证、气不固证、气脱证。

气虚证，指元气不足，脏腑功能减退，以气短、神疲、脉虚等为主要表现的虚弱证候。临床表现：气短懒言，神疲乏力或头晕目眩，自汗，舌质淡嫩，脉虚。动则诸症加重。临床常见的气虚证有心气虚证、肺气虚证、脾气虚证、肾气虚证、胃气虚证、肝胆气虚证等，多脏气虚证候也可并存。气虚可导致血虚、阳虚、痰湿、水停、气滞、血瘀以及易感外邪等多种病理变化，也常与血虚、阴虚、阳虚、津亏等相兼为病。辨证要点：气短懒言、神疲乏力、脉虚等

共见。

气陷证，指气虚无力升举，而反下陷，以气坠、内脏下垂为主要表现的虚弱证候。气陷一般指中焦脾虚气陷，故又称中气下陷证或脾虚气陷证。临床表现：头晕眼花，耳鸣，神疲气短，气坠或内脏下垂，或脱肛、阴挺等，舌质淡嫩，脉弱。辨证要点：气坠或脏器下垂等与气虚症状共见。

气不固证，指气虚而失其固摄功能，以自汗、出血、二便失禁等为主要表现的虚弱证候。临床表现：有气虚证的证候表现，并有自汗、易感外邪，或各种出血，或二便失禁、遗精、滑胎。肾气亏虚，固摄失职，则二便失禁，遗精，滑胎。辨证要点：肺、脾、肾等脏气失固摄的特征性表现与气虚症状共见。

气脱证，指元气亏虚已极，气息欲脱，以气息微弱、昏迷、汗出不止、脉微欲绝等为主要表现的危重证候。临床表现：呼吸微弱而不规则，昏迷或昏扑，汗出不止，肢厥身凉，面色苍白，口开目合，手撒身软，二便失禁，脉微欲绝，舌质淡白，苔白润。证候分析：多由气虚进一步发展，元气亏极外脱而来。元气欲脱，脏气衰微，肺无力司呼吸，则呼吸微弱而不规则；津随气泄则汗出不止；气脱下元失固，则二便失禁；神失所主故昏迷；脾气外泄，则口开目合，手撒身软；心气欲绝，无力鼓动血脉，则肢厥身凉，面色苍白，脉微欲绝。若因大失血所致者，称为气随血脱证。气脱与亡阳常同时出现，证候基本相同，故临床又称阳气暴脱证。辨证要点：气息微弱、昏迷、汗出不止、脉微欲绝等共见。

2.4.3.2　血虚类证

血虚类证包括血虚证和血脱证。

血虚证，指血液亏少，不能濡养脏腑、经络、组织，以面白、舌淡、脉细等为主要表现的虚弱证候。辨证要点：面白，舌淡，脉细。临床表现：面色淡白或萎黄，口唇、眼睑、爪甲色淡，心悸多梦，手足发麻，头晕眼花，妇女经血量少色淡、愆期甚或闭经，舌淡脉细。证候分析：多因先天不足或后天失养，脾胃虚弱，生化乏源；或各种急慢性出血；或思虑过度，暗耗阴血；或瘀血阻络，新血不生等所致。血液亏少，不能濡养头目、上荣舌面，故面色淡白或萎黄，口唇、眼睑色淡，头晕眼花；血不养神，心神不宁故心悸多梦；血少不能濡养筋脉、肌肤，故手足麻木，爪甲色淡；血海空虚，冲任失调，故妇女月经量少色淡、愆期甚或闭经；脉细无力为血虚而脉失充盈之象。

血脱证，是指突然大量出血或长期反复出血以致血液亡脱，以面色苍白、脉微欲绝或芤为主要表现的危重证候，又称脱血证。临床表现：面色苍白，眩晕，心悸，舌淡，脉微欲绝或芤。证候分析：大量失血以致血液突然耗失，或血虚进一步发展，以致血液亡脱，血脉空虚。血液亡脱，脉络空虚，不能上荣头面故面色苍白、舌色淡白，眩晕，不能营养心脉故心悸、脉微欲绝或芤。辨证要点：面色苍白，脉微欲绝或芤。血脱常伴随气脱、亡阳。

2.4.3.3 气滞类证

气滞类证包括气滞证及气逆证、气闭证。

气滞证，指人体某一部分或某一脏腑经络的气机阻滞，运行不畅，以胀闷、疼痛、脉弦等为主要表现的证候，又称气郁证、气结证。临床表现：胀闷，疼痛，脉弦。证候分析：患者或因抑郁悲伤、思虑过度而致情志不舒，气机郁滞，或因痰饮、瘀血、食积、虫积、砂石等导致邪气阻塞，或因阴寒凝滞、湿邪阻碍等导致气机郁滞，或因脏气虚弱、运行乏力而气机阻滞。气机运行不畅，不通则痛，故胀闷、疼痛；气机不利，脉气不舒故见脉弦。因气聚散无常，故疼痛多见胀痛、窜痛、攻痛，部位不定，按之无形，时轻时重；并且胀痛常在嗳气、肠鸣、矢气、叹息后减轻，或随情绪的变化而加重或减轻。辨证要点：胀闷、疼痛、脉弦等共见。

气逆证，指气机升降失常，气上冲逆，以咳喘、呕恶、头痛眩晕等为主要表现的证候。临床表现：咳嗽，喘息，呃逆，嗳气，恶心，呕吐，头痛，眩晕，昏厥，气从少腹上冲胸咽。证候分析：多因气滞不顺而上逆。肺气失于肃降而上逆则咳嗽、喘息；胃气失于和降而上逆则呃逆、嗳气、恶心、呕吐；肝气失调、升发太过而无制，气血上冲头目则头痛、眩晕、昏厥，肝气循经上冲则气从少腹上逆胸咽。辨证要点：肺、胃、肝等脏气上冲的特征性表现与气滞症状共见。

气闭证，指邪气阻闭脏器，以致气机逆乱、闭塞不通，以神昏、晕厥、绞痛等为主要表现的证候。临床表现：神昏，晕厥；或内脏绞痛，二便闭塞，呼吸气粗、声高，脉沉实有力等。证候分析：或因大怒、暴惊、忧思过极，或因瘀血、砂石、蛔虫、痰浊等邪气闭阻气机。气机闭塞，神失所主则神昏、晕厥；有形实邪闭阻气机故脏器绞痛；气机闭阻不通则二便闭塞；邪气阻闭，肺气不通故呼吸气粗、声高；实邪内阻故脉沉实有力。辨证要点：神昏、晕厥或绞痛等共见。

2.4.3.4 血瘀类证

血瘀类证包括血瘀证及血热证、血寒证。

血瘀证，指瘀血内阻，以疼痛、肿块、出血、舌紫、脉涩等为主要表现的证候。凡离开经脉的血液，未能及时排出或消散，而停留于某一处；或血液运行受阻，壅积于经脉或器官之内，失去生理功能者，均属瘀血。临床表现：疼痛如针刺、固定、拒按，夜间加重；体表青紫，腹内肿块坚硬而推之不移。出血紫暗或夹有血块，大便色黑如柏油状；面色黧黑，唇甲青紫，眼下紫斑，肌肤甲错，腹部青筋显露，皮肤出现丝状红缕；妇女经闭，或为崩漏；舌质紫暗、紫斑、紫点，舌下脉络曲张，或舌边有青紫色条状线，脉涩，或结、代，或无脉。证候分析：多因外伤、跌扑，使离经之血未及时排出或消散；或气滞血行不畅，或因寒而血脉凝滞，或因热而血液浓缩壅聚，或气虚推动无力、血行缓慢等，导致瘀血内阻。气血运行受阻，不通则痛，故刺痛、固定、拒按；夜间血行缓慢，瘀阻加重，故夜间疼痛加重；瘀积不散而凝结体表，故见青紫，腹内肿块坚硬不移；瘀血阻塞脉络，使血液不能循经运行，溢出脉外，故出血紫暗，或夹有血块；瘀血阻络，血行障碍，全身得不到气血的温煦濡养，故面色黧黑，口唇、舌体、爪甲青紫色暗；瘀久不消，营血不能濡养故肌肤甲错；瘀血内阻，冲任不通故经闭；血脉不通，血不循经，则崩漏；瘀血内阻，血行受阻故丝状红缕，腹壁青筋显露，脉细涩，或结、代，或无脉。辨证要点：刺痛、肿块、出血等特征与舌紫、脉涩共见。

血热证，指脏腑热盛，热迫血分，以出血、疮疖与实热症状为主要表现的证候。临床表现：咳血、吐血、衄血、尿血、便血，血色鲜红，质地黏稠，女子月经先期量多，或局部疮疖红肿热痛，心烦口渴，身热，舌红绛，脉滑数。证候分析：多因外感温热之邪，或其他邪气化热，或情志过极、气郁化火，或过食辛辣燥热之品等致火热内炽、迫及血分。热在血分，迫血妄行则咳血、吐血、衄血、尿血、便血、女子月经先期量多；邪热煎熬，血液浓缩壅聚，故血色鲜红、质地黏稠；热在血分，热炽血壅肉腐，故见局部疮疖红肿热痛。心烦口渴，身热，舌红绛，脉滑数为邪热伤阴耗液之实热表现。辨证要点：出血、疮疖等与实热症状共见。

血寒证，指寒邪客于血脉，凝滞气机，血行不畅，以拘急冷痛、肤色紫暗与实寒症状为主要表现的证候。临床表现：手足冷痛，肤色紫暗发凉，或少腹拘急冷痛，或月经愆期、经色紫暗、夹有血块，舌淡紫、苔白，脉沉迟弦涩。证候分析：多因寒邪侵犯血脉，或阴寒内盛，凝滞脉络而致血行不畅。寒在血脉，脉道收引，血行不畅，故手足冷痛、肤色紫暗发凉，或少腹拘急冷痛；寒邪客于胞宫，经血受阻，故月经愆期、经色紫暗、夹有血块。舌淡紫、苔白，脉沉迟弦涩为阴寒内盛，气血运行不畅所致。辨证要点：拘急冷痛、肤色紫暗等与实寒症状共见。

2.4.3.5 气血同病类证

气病或血病发展到一定的程度，往往相互影响，从而表现为气血同病的证候。临床常见的气血同病有气滞血瘀证、气虚血瘀证、气血两虚证、气不摄血证和气随血脱证等。各证的临床表现，一般是两个基本证候的相互叠加。气滞血瘀证、气血两虚证的病机，常常是气滞血瘀、气虚血虚互为因果；气虚血瘀证、气不摄血证，一般是气虚在先，为因、为本，血瘀或血虚在后，为果、为标，但其证候表现不一定前者重、后者轻；气随血脱证则是因大失血而致血脱在先，元气随之消亡的危急证候。气和血具有相互依存、相互滋生、相互为用的密切关系，因而在发生病变时，气血常可相互影响，既见气病又见血病，即为气血同病。

气滞血瘀证，指由于气滞不行以致血运障碍，出现既有气滞又有血瘀的复合证候。多由情志不遂，或外邪侵袭，导致肝气久郁不解所引起。临床表现：胸胁胀满，走窜疼痛，性情急躁，并兼见痞块，刺痛拒按，妇女经闭或痛经，经色紫暗夹有血块，乳房痛胀等，舌质紫暗或有瘀斑，脉弦涩。证候分析：本证以病程较长和肝脏经脉循环部位的疼痛痞块为辨证要点。肝主疏泄而藏血，具有条达气机、调节情志的功能。情志不遂，则肝气郁滞，疏泄失职，故见性情急躁，胸胁胀满，走窜疼痛。气为血帅，气滞则血凝，故见痞块疼痛拒按，以及妇女闭经痛经，经色紫暗有块，乳房胀痛等。脉弦涩，为气滞血瘀之征。

气虚血瘀证，指气虚运血无力导致血液瘀滞于体内所产生的证候。多因久病气虚，运血无力而逐渐形成瘀血内停所致。临床表现：面色淡白或晦滞，身倦乏力，少气懒言，疼痛如刺，常见于胸胁，痛处拒按不移，舌淡暗或有瘀斑，脉沉涩。证候分析：本证虚中夹实，以气虚和血瘀的证候表现为辨证要点。面色淡白，身倦乏力，少气懒言，为气虚之症。气虚运血无力，血行缓慢，终致瘀阻络脉，故面色晦滞。血行瘀阻，不通则痛，故疼痛如刺，拒按不移。临床以心肝病变多见，疼痛出现在胸胁部位。舌淡、紫暗，沉脉主里，涩脉主瘀，为气虚血瘀证的常见舌脉。

气血两虚证，指气虚与血虚同时存在的证候。多由久病不愈，气虚不能生血，或血虚无以化气所致。临床表现：头晕目眩，少气懒言，乏力自汗，面色淡白或萎黄，心悸失眠，舌淡而嫩，脉细弱等。证候分析：本证以气虚与血虚的证候共见为辨证要点。少气懒言，乏力自汗，为脾、肺气虚之象；心悸失眠，为血不养心所致。血虚不能充盈脉络，见唇甲淡白，脉细弱。气血两虚不得上荣于面、舌，则见面色淡白或萎黄，舌淡嫩。

气不摄血证，又称气虚失血证，指因气虚不能统血，气虚与失血并见的证候。多因久病气虚，失其摄血之功所致。临床表现：吐血，便血，皮下瘀斑，崩漏，气短，倦怠乏力，面色白而无华，舌淡，脉细弱等。证候分析：本证以出血和气虚证共见为辨证要点。气虚则统摄无权，以致血液离经外溢，溢于胃肠，便为吐血、便血；溢于肌肤，则见皮下瘀斑。脾虚统摄无权，冲任不固，渐成月经过多或崩漏。气虚则气短、倦怠乏力，血虚则面白无华。舌淡，脉细弱，皆为气血不足之证。

气随血脱证，指大出血时所引起的阳气虚脱的证候。多由肝、胃、肺等脏器本有宿疾引发脉道突然破裂，或外伤，或妇女崩中，分娩等引起。临床表现：大出血时突然面色苍白，四肢厥冷，大汗淋漓，甚至晕厥。舌淡，脉微细欲绝，或浮大而散。证候分析：本证以大量出血时，随即出现气脱之证为辨证要点。气脱阳亡，不能上荣于面，则面色苍白；不能温煦四肢，则手足厥冷；不能温固肌表，则大汗淋漓；神随气散，神无所主，则为晕厥。血失气脱，正气大伤，舌体失养，则色淡，脉道失充而微细欲绝，阳气浮越于外，脉见浮大而散，证情更为险恶。

2.4.3.6　津液病辨证

津液是人体内一切正常水液的总称，具有重要的生理功能。津液的化生输布和排泄是人体生命活动不可缺少的代谢活动。津液病辨证，是分析津液病证的辨证方法。津液病证，一般可概括为津液不足和水液停聚两个证型。

津液不足证，指因津液亏少，失去其濡润滋养作用所出现的以燥化为特征的证候。多由燥热灼伤津液，或因汗、吐、下及失血等所致。临床表现：口渴咽干，唇燥而裂，皮肤干枯无泽，小便短少，大便干结，舌红少津，脉细数。证候分析：本证以皮肤、口唇、舌、咽干燥及尿少、便干为辨证要点。由于津亏使皮肤、口唇、咽喉失去濡润滋养，故呈干燥不荣之象。津伤则尿液化源不足，故小便短少；大肠失其濡润，故大便秘结。舌红少津、脉细数皆为津亏内热之象。

水液停聚证，指因水液输布、排泄失常所引起的水肿、痰饮等病证。外感六淫、内伤脏腑皆可导致本证发生。水肿指体内水液停聚、泛滥肌肤所引起的面目、四肢、胸腹甚至全身浮肿的病证。临床将水肿分为阳水、阴水两大类：

阳水水肿发病较急，水肿性质属实。多因外感风邪，或水湿浸淫等引起。临床表现：眼睑先肿，继而头面，甚至遍及全身，小便短少，来势迅速；皮肤薄而光亮，并兼有恶寒发热，无汗，舌苔薄白，脉象浮紧；或兼见咽喉肿痛，舌红，脉象浮数；或全身水肿，来势较缓，按之没指，肢体沉重而困倦，小便短少，脘闷纳呆，呕恶欲呕，舌苔白腻，脉沉。证候分析：本证以发病急、来势猛，眼睑头面、上半身肿甚者为辨证要点。

阴水水肿发病较缓，水肿性质属虚。多因劳倦内伤、脾肾阳衰，正气虚弱等引起。临床表现：身肿，腰以下为甚，按之凹陷不易恢复，脘闷腹胀，纳呆食少，大便溏泄，面色㿠白，神疲肢倦，小便短少，舌淡，苔白滑，脉沉缓；或水肿日益加剧，小便不利，腰膝冷痛，四肢不温，畏寒神疲，面色白，舌淡苔白，脉沉迟无力。证候分析：本证以发病较缓，足部先肿，腰以下肿甚，按之凹陷不起为辨证要点。

2.5 藏象学说

2.5.1 藏象内涵

藏，指藏于体内的内脏；象，指表现于外的生理、病理现象。藏象学说是研究人体各个脏腑的生理功能、病理变化及其相互关系的学说。藏象学说是一个独特的生理病理学理论体系。其中，脏腑不单纯是一个解剖学的概念，而是概括了人体某一系统的生理和病理学概念。它是历代医家在医疗实践的基础上，在阴阳五行学说的指导下，概括总结而成的，是中医学理论体系中极其重要的组成部分。藏象包括心、肝、脾、肺、肾五个系统。

2.5.2 理论形成

藏象学说的形成，最早见于《黄帝内经》。如其中的《灵枢·经水》说："若夫八尺之士，皮肉在此，外可度量切循而得之，其死可解剖而视之。其藏之坚脆，腑之大小，谷之多少，脉之长短，血之清浊，气之多少……皆有大数。"这是中国古代医家人体解剖的真实记录，许多数据都与现代解剖学非常相近。而且古代医家凭借长期的生活、医疗实践，对脏腑功能活动、脏腑与形体官窍关系的认识已超越了解剖的范围。古代哲学思想——阴阳五行学说渗透到医学领域，对藏象学说的形成产生了很大的影响。为了更清楚地说明五脏六腑的特性以及脏腑间的关系，古人运用五行学说对其加以解释，一方面把五行归属于五脏，另一方面用五行的生克规律说明脏腑间的生化制约关系，使之处于平衡的运动状态。这就使藏象学说更为系统化、理论化。

在《黄帝内经》所奠定的基础上，《难经》对脏腑的解剖形态和功能的认识又增进了一步，首次提出左肾、右命门的观点，促进了后世对命门的认识与讨论。《中藏经》以脉证为中心，分述五脏六腑的寒热虚实，判断证候的顺逆，形成了系统的脏腑辨证理论。唐代孙思邈在《备急千金要方》中记述了五脏六腑的轻重、大小、长短、阔狭、容量等，将五脏、五时（春、夏、长夏、秋、冬）、五方（东、南、中、西、北）、五体（筋、脉、肉、皮、骨髓）等纳入五行的范畴，说明脏腑器官之间及其与自然界的整体联系。对于杂病，则以五脏为中心，分列病证并阐述其诊治与方药。宋代儿科学家钱乙，治病以五脏为纲，配合五腑（六腑除三焦外）、五官、五志等进行辨证，认为五脏的发病特点是心主惊、肝主风、脾主困、肺主喘、肾主虚，并对五脏为病的常见症状做了归纳，立法用药颇具匠心，对后世影响很深。金代张元素，以脏腑寒热虚实来分析病机，进行辨证治疗，并从补虚、泻实、温寒、清热几个方面提出常用方药，对脏腑辨证做出了很大贡献。金元医家李东垣提出内伤脾胃、百病由生的论点，突出脾胃在发病中的重要性，立方用药侧重补中升阳。清代叶天士提出了养胃阴的理论和方药，补充和发展了李东垣的内伤脾胃学说。另一位清代医家王清任认为业医治病，当先明脏腑，并躬身实践，解剖尸体，对传统理论提出某些质疑，如否定"心主思"之说，认为"灵机、记性在脑不在心"。这一矢志实践的精神十分可贵。

经过历代医家长期的探索和实践，藏象学说逐步成为中医学基础理论中的重要内容之一。主要有三个方面：一是来源于古代的解剖知识。二是长期对人体生理、病理现象的观察。例如因皮肤受凉而感冒，会出现鼻塞、流涕、咳嗽等症状，因而认识到皮毛、鼻窍和肺之间存在着密切联系。三是长期医疗经验的总结。

按脏腑生理功能特点，可分为脏、腑、奇恒之腑三类：心、肺、脾、肝、肾称为五脏；胆、胃、小肠、大肠、膀胱、三焦称为六腑；奇恒之腑即脑、髓、骨、脉、胆、女子胞（子宫、卵巢）。五脏共同的生理特点是化生和储藏精气，六腑共同的生理特点则是受盛和传化水谷。在治疗上，脏病多虚，腑病多实；脏实可泻其腑，腑虚可补其脏。

2.5.3　五脏内涵

五脏包括心、肺、脾、肝、肾。

2.5.3.1　心

心为神之居、血之主、脉之宗，在五行属火。生理功能：主血脉；主神志。开窍于舌，在体合脉，其华在面，在志为喜，在液为汗。心与小肠相表里。

2.5.3.2　肺

肺为魄之处、气之主，在五行属金。生理功能：主气，司呼吸；主宣发肃降；主通调水道；朝百脉、主治节；辅心行血，调节气机。肺上通喉咙，在体合皮，其华在毛，开窍于鼻，在志为忧，在液为涕。肺与大肠相表里。

2.5.3.3　脾

脾为气血生化之源、后天之本，藏意，在五行属土。生理功能：主运化；主升清；主统血。开窍于口，在体合肉，主四肢，其华在唇，在志为思，在液为涎。脾与胃相表里。

2.5.3.4　肝

肝为魂之处、血之藏、筋之宗，在五行属木。生理功能：主疏泄，主藏血。开窍于目，在体合筋，其华在爪，在志为怒，在液为泪。肝与胆相表里。

2.5.3.5　肾

为先天之本，藏志，腰为肾之府，在五行属水。生理功能：藏精、主生长发育与生殖，主水，主纳气。在体为骨，主骨生髓，其华在发，开窍于耳及二阴，在志为恐，在液为唾。肾与膀胱相表里。

2.5.4　六腑内涵

六腑包括胆、胃、小肠、大肠、膀胱、三焦。

2.5.4.1　胆

生理功能：储存和排泄胆汁，主决断。

2.5.4.2　胃

生理功能：主受纳，腐熟水谷，以降为和。

2.5.4.3　小肠

生理功能：主受盛、化物，泌别清浊，主液。

2.5.4.4　大肠

生理功能：主传化糟粕，主津。

2.5.4.5　膀胱

生理功能：储尿和排尿，依赖肾的气化功能。

2.5.4.6　三焦

生理功能：通行元气，总司气机和气化，为水液运行的道路。

2.5.5　五脏与六腑的关系

下面简要说明五脏与六腑的关系。

2.5.5.1　脏与脏之间的关系

古人在理论上多以五行生克乘侮来对脏与脏之间的关系进行阐述。笔者在此基础上从各脏的生理功能方面阐述脏与脏之间的关系。

心与肺：火克金，心主血，肺主气，心主行血，肺主呼吸，气血相依存、相互为用。

心与脾：火生土，心主血，脾统血，脾为气血生化之源，心之阳气可以温养脾土，使脾阳不衰，保证了脾生化血液之功能。

心与肝：木生火，心主血，肝藏血；心主神志，肝主疏泄，主要表现在血液与神志方面的依存与协同关系。

心与肾：水克火，心火下降于肾，肾水上济于心，为水火相济、心肾相交的关系。

肺与脾：土生金，母子关系，气的生成和水液代谢输布依靠肺、脾的配合。

肺与肝：金克木，肺主降而肝主升，二者相互协调，调节全身气机。

肺与肾：金生水，同源关系，二者共同调节水液代谢与呼吸运动。

肝与脾：木克土，肝藏血主疏泄，脾统血为气血生化之源，肝主疏泄与脾主运化相互影响。

肝与肾：水生木，肝肾同源，是精血互生关系；肝主疏泄与肾主藏精相互制约。肝肾阴阳相互影响。

脾与肾：土克水，是先天与后天的关系；相互滋生互为因果，脾阳根于肾阳。

2.5.5.2　六腑之间的关系

六腑，以"传化物"为其生理特点，六腑之间的关系主要体现在饮食消化、吸收和排泄过程中的相互联系与密切配合。六腑以通为用，以降为顺。

2.5.5.3　脏与腑之间的关系

脏与腑之间是阴阳表里关系，脏为阴，腑为阳，阴阳互为表里，如心与小肠、肺与大肠、脾与胃、肝与胆、肾与膀胱。

2.6 经络平衡与养生

2.6.1 经络学说概论

古人认为，人体除了脏腑外，还有许多经络，主要包括十二经络及奇经八脉；每一经络又各与内在脏腑相联属，人体通过这些经络把内外各部组织器官联系起来，构成一个整体；体外之邪可循经络内传脏腑，脏腑病变亦可循经络反映到体表，不同经络的病变可引发不同的症状；当选用某药能减轻或消除这些病症，即该药归此经。如足太阳膀胱经主表，为一身之藩篱，风寒邪外客，可引发头项痛、身痛、肢体关节酸楚等症，用羌活（散风寒湿、止痛）能消除或减轻这些症状，即羌活归膀胱经。

经络是人体运行气血、联络脏腑肢节、沟通上下内外的通道，是经脉和络脉的总称。经是经脉，是经络系统的主干，纵行分布，位置较深；络是络脉，犹如网络，是经脉的分支。经络的特点是纵横交错，遍布全身。《灵枢经·脉度》说："经脉为里，支而横者为络，络之别者为孙……"经络的功效如下所述：

（1）表达病理变化。经络是人体通内达外的一个联络系统，在生理功能失调时，又是病邪传变的途径，能反映病候的特点。例如，在有些疾病的病理过程中，常可在经络循行通路上出现明显的压痛，或结节、条索等反应物，以及相应的部位皮肤色泽、形态、温度等变化。通过望色、循经触摸反应物和按压等，可推断疾病的病理变化。

（2）指导辨证归经。辨证归经是指通过辨析患者的症状、体征以及相关部位发生的病理变化，以确定疾病所在的经脉。辨证归经一般在经络学说指导下进行。如头痛，痛在前额者多与阳明经有关，痛在两侧者多与少阳经有关，痛在后项者多与太阳经有关，痛在巅顶者多与督脉、足厥阴经有关。又如咳嗽、鼻流清涕、胸闷，或胸外上方、上肢内侧前缘疼痛等，与手太阴肺经有关；脘腹胀满、胁肋疼痛、食欲不振、嗳气吞酸等，与足阳明胃经和足厥阴肝经有关。

（3）指导针灸治疗。针灸治疗是通过针刺和艾灸等刺激体表经络腧穴，以疏通经气，调节人体脏腑气血功能，从而达到治疗疾病的目的。腧穴的选取、针灸方法的选用是针灸治疗的两大关键，均需依靠经络学说的指导。针灸临床通常根据经脉循行和主治特点进行循经取穴，如《针灸大全·四总穴歌》所载"肚腹三里留，腰背委中求。头项寻列缺，面口合谷收"，就是循经取穴的具体体现。经络、脏腑的疾患可以用皮肤针叩刺皮部或皮内埋线进行治疗，如胃脘痛可用皮肤针叩刺中脘、胃俞穴，或于该穴皮内埋线；经络闭阻、气血瘀滞，可以通过刺其络脉出血进行治疗，如目赤肿痛可刺太阳穴出血，软组织挫伤可在其损伤局部刺络拔罐等。

2.6.2　经络学说

经络学说是中医基础理论的重要组成部分，也是针灸及推拿的理论核心。它研究人体经络系统的组成、循行分布及其生理功能、病理变化，是指导临床实践的中医学理论。经络遍布全身，内属脏腑，外络肢节，沟通内外，贯穿上下，将人体各部组织器官联系成为一个有机的整体；经络运行气血，以营养机体，使人体各部分的功能活动保持协调和相对平衡。

经络学说是在阴阳五行学说的指导下，与中医学其他基础理论互相影响、互为补充而逐渐发展起来的。但对于经络实质，迄今还不能从形态学上加以证实。现代对经络的研究，更是利用各种手段，从文献学、形态学、生理学、胚胎学、物理学等各个方面着手，提出了周围神经相关说、结缔组织相关说、特殊结构说、经络—皮层—内脏相关说、第三平衡系统论、神经体液相关说、经络实质二重反射说、细胞间信息传递说、经络生物全息论、场论等很多关于经络实质的假说。

2.6.2.1　经络组成

经络在内连属脏腑，在外连属筋肉、皮肤。《黄帝内经·灵枢·海论》说："内属于腑脏，外络于肢节……"经脉可分为正经和奇经两类。正经有十二，即手足三阴经和手足三阳经，合称十二经脉。十二经脉指手太阴肺经、手厥阴心包经、手少阴心经、手阳明大肠经、手少阳三焦经、手太阳小肠经、足太阴脾经、足厥阴肝经、足少阴肾经、足阳明胃经、足少阳胆经、足太阳膀胱经。

2.6.2.2　十二经脉

十二经脉是气血运行的主要通道，有一定的起止、一定的循行部位和交接顺序，在肢体的分布和走向上有一定的规律，同体内脏腑有直接的络属关系。奇经有八条，即督、任、冲、带、阴跷、阳跷、阴维、阳维，合称奇经八脉，有统率、联络和调节十二经脉的作用。关于正经和奇经的区别，《圣济总录》认为："脉有奇常十二经者常脉也奇经八脉则不拘于常故谓之奇经盖言人之气血常行于十二经脉其诸经满溢则流入奇经焉"。

2.6.2.3 十二经别

十二经别是从十二经脉别出的经脉，它们分别起自四肢，循行于体腔脏腑深部，上出于颈项浅部。阳经的经别从本经别出而循行体内后，仍回到本经；阴经的经别从本经别出而循行体内后，与相为表里的阳经相合。十二经别的作用，主要是加强十二经脉互为表里的两经之间的联系；还通达某些正经未循行到的器官与形体部位，能补正经之不足。

2.6.2.4 十五络脉

络脉是经脉的分支，有别络、浮络和孙络之分。别络是较大的、主要的络脉。十二经脉与督脉、任脉各有一支别络，再加上脾之大络，合为十五络脉，又称"十五别络"。别络的主要功能是加强互为表里的两条经脉在体表的联系。在络脉中，浮络是循行于人体浅表部位而常浮现的络脉，孙络是最细小的络脉，有溢奇邪、通荣卫的作用。

2.6.2.5 十二经筋和皮部

经筋是十二经脉与筋肉和体表的连属部分。经络学说认为，人体的经筋是十二经脉之气"结、聚、散、络"于筋肉、关节的体系，是十二经脉的附属部分，所以称十二经筋。经脉有连缀四肢百骸、主司关节运动的作用。十二经脉的功能活动反映于体表的部位，也是经络之气的散布所在，所以，把全身皮肤分为十二个部分，分属于十二经脉，称十二皮部。

2.6.3 十二时辰和人体经络时表及养生

2.6.3.1 手太阴肺经

寅时（3点至5点），肺经旺。寅时睡得熟，色红精气足。"肺朝百脉"，肝在丑时把血液推陈出新后，将新鲜血液提供给肺，通过肺送往全身。人在清晨面色红润，精力充沛。寅时，有肺病者反映最为强烈，可因剧咳或哮喘而醒。养生之道：此刻人体需要大量呼吸氧气，进行深呼吸，要求较深的睡眠。在这个时候，如果人咳醒的话，最好喝杯温开水，以缓解症状去肺燥。建议饮食多选择白菜、梨、豆腐、豆浆、牛奶。

2.6.3.2 手阳明大肠经

卯时（5点到7点），大肠经旺。卯时大肠蠕，排毒渣滓出。"肺与大肠相表里"，肺将充足的新鲜血液布满全身，紧接着促进大肠进入兴奋状态，完成吸收食物中的水分和营养、排出渣滓的过程。清晨起床后最好排大便。养生之道：起床喝杯温开水，养成晨起排大便的习惯，沐浴 10 分钟，锻炼 10～20 分钟，以微微出汗为宜。饮食多选择茄子、菠菜、香蕉、蘑菇、木耳、玉米、扁豆、豌豆等。

2.6.3.3　足阳明胃经

辰时（7 点到 9 点），胃经旺。辰时吃早餐，营养身体安。人在此时段吃早餐最容易消化，吸收也最好。早餐可安排温和养胃的食品，如稀粥、麦片、包点等。过于燥热的食品容易引起胃火盛，出现嘴唇干裂、生疮等问题。不吃早餐容易引起多种疾病。养生之道：此时要吃早餐。不吃早餐者，胃里一直分泌胃酸会导致易患胃溃疡、胃炎、十二指肠炎、胆囊炎等。饭后一小时按揉胃经可调节胃肠功能。

2.6.3.4　足太阴脾经

巳时（9 点至 11 点），脾经旺。巳时脾经旺，造血身体壮。"脾主运化，脾统血"，脾主消化、吸收、排泄，又是人体血液的统领。脾"开窍于口，其华在唇"，脾的功能好，则消化吸收好、血液质量好，嘴唇是红润的。唇白标志血气不足，唇暗、唇紫标志寒入脾经。养生之道：脾胃不和，消化吸收不好，脾虚会导致记忆力下降等。巳时是脾经开穴运行的时间，是护脾最好的时间段，建议在家做饭多选择牛肉、羊肉、猪肉、扁豆、番薯、马铃薯、豆腐、芹菜、玉米、大米等。水果可以选择苹果、橘子、柠檬、柳橙等。饮品可以选择绿茶、花茶、蜂蜜水等。

2.6.3.5　手少阴心经

午时（11 点至 13 点），心经旺。午时小憩，安神养精气。"心主神明，开窍于舌，其华在面"，心气推动血液运行，养神、养气、养筋。人在午时能睡片刻，对于养心大有好处，可使下午和晚上精力充沛。

2.6.3.6　手太阳小肠经

未时（13 点到 15 点），小肠经旺。未时分清浊，饮水能降火。小肠分清浊，把水液归于膀胱，糟粕送入大肠，精华上输于脾。小肠经在未时对人一天的营养进行调整。如小肠有热，人会干咳、矢气。此时多喝水、喝茶，有利小肠排泄。

2.6.3.7　足太阳膀胱经

申时（15 点至 17 点），膀胱经旺。申时津液足，养阴身体舒。膀胱储藏水液和津液，水液排出体外，津液在体内循环。若膀胱有热可致膀胱咳，且咳而遗尿。申时人体温较高，阴虚的人此时症状最为突出。此时进行适当的活动有助于人体内津液循环，喝滋阴泻火的茶水对阴虚的人有一定效果。

2.6.3.8 足少阴肾经

酉时（17点至19点），肾经旺。酉时肾藏精，纳华元气清。"肾藏生殖之精和五脏六腑之精。肾为先天之根"，此时段不适宜进行强度太大的运动，也不适宜大量喝水。

2.6.3.9 手厥阴心包经

戌时（19点至21点），心包经。戌时护心脏，减压心舒畅。"心包为心之外膜，附有脉络，气血通行之道。邪不能容，容之心伤"，心包是心的保护组织，又是气血通道。心包经戌时最旺，可清除心脏周围外邪，使心脏处于完好状态。此时一定要保持心情舒畅，可以看书听音乐，或做按摩、跳舞、打太极……放松心情，释放压力。

2.6.3.10 手少阳三焦经

亥时（21点到23点），三焦经旺。亥时百脉通，养身养娇容。三焦是六腑中最大的腑，具有主持诸气、疏通水道的作用。亥时三焦能通百脉。人如果在亥时睡眠，百脉可得到很好的休养生息，对身体健康和美容十分有益。百岁老人大多在亥时睡觉。如不能在此时段入睡，可听音乐、阅读书籍、看电视、练瑜伽，最好不超过亥时入睡。

2.6.3.11 足少阳胆经

子时（23点至1点），胆经旺。子时睡得足，黑眼圈不露。中医理论认为，"肝之余气，泄于明胆，聚而成精"。人在子时前入眠，胆方能完成代谢。胆汁有多清，脑就有多清，子时前入睡者，早晨醒后往往头脑清晰、气色红润，没有黑眼圈。反之，子时不能入睡者，则气色青白、眼眶昏黑。同时因胆汁排毒代谢不良，胆内易生成结晶、结石。

2.6.3.12 足厥阴肝经

丑时（1点至3点），肝经旺。丑时不睡晚，脸上不长斑。中医理论认为，"肝藏血"，"人卧则血归于肝"。如果丑时不能入睡，肝脏还在输出能量支持人的思维和行动，就无法完成新陈代谢。丑时前未能入睡者，往往面色青灰，情志怠慢而躁，易生肝病，脸色晦暗长斑。

参考文献

陈红霞. 康复治疗学 ［M］. 北京：人民卫生出版社，2012.

高树中，杨骏. 针灸治疗学 ［M］. 3 版. 北京：中国古籍出版社，2012.

李灿东. 中医诊断学 ［M］. 北京：中国古籍出版社，2016.

李忠仁. 实验针灸学 ［M］. 北京：中国古籍出版社，2012.

里克特. 肌肉链与扳机点 ［M］. 赵学军，傅志俭，宋文阁，译. 济南：山东科学技术出版
　　社，2014.

木村友泉. 淋巴抗衰老革命 ［M］. 连楹玉，译. 南昌：江西科学技术出版社，2014.

石学敏. 石学敏针灸全集 ［M］. 北京：科学出版社，2006.

谢梦洲. 中医药膳学 ［M］. 2 版. 北京：中国中医药出版社，2013.

郑洪新. 中医基础理论 ［M］. 4 版. 北京：中国古籍出版社，2016.

山东省卫生厅. 实用针灸推拿学 ［M］. 济南：山东科学技术出版社，2006.

黄帝内经：中华经典藏书 ［M］. 姚春鹏，译注. 北京：中华书局，2016.

灵枢经 ［M］. 田代华，刘更生，整理. 北京：人民卫生出版社，2005.

黄帝内经素问 ［M］. 田代华，整理. 北京：人民卫生出版社，2005.

赵献可. 医贯 ［M］. 北京：人民卫生出版社，1982.

秦越人. 难经 ［M］. 北京：科学技术文献出版社，1996.

徐彦疏. 春秋公羊传注疏 ［M］. 何休，注. 上海：上海古籍出版社，1990.

吴忠祥，王永宏. 中医临床捷径丛书：医宗金鉴·四诊心法要诀注释 ［M］. 长沙：湖南科
　　学技术出版社，1998.

张璐. 张氏医通 ［M］. 北京：中国中医药出版社，1995.

徐凤. 针灸大全 ［M］. 郑魁山，黄幼民，点注. 北京：人民卫生出版社，1987.

第3章 医学的平衡

3.1 心脏与循环功能平衡

心脏是机体的动力传输装置，负责回收机体静脉血液并泵出动脉血液去往全身。心脏是一个极为重要的器官，其健康状况对机体的生存状态至关重要。有研究发现，影响心脏与循环功能平衡的有内、外性因素。临床上常见的内因性因素主要有心肌氧供需的平衡、心脏前负荷与后负荷的平衡、正常心律的维持等，而外因性因素则包括机体神经系统对心脏的影响和内分泌系统对心脏的影响。

3.1.1 影响心脏与循环功能平衡的内因性因素

3.1.1.1 心肌氧供需的平衡

心脏作为血液循环的动力器官，其本身的耗氧是很可观的。健康心脏的氧需求量与氧供给量处于相对平衡状态，此时提供给心脏的氧量与心脏消耗的氧量基本一致，心肌能量代谢正常，心脏具备正常工作的条件。心脏活动所需要的能量几乎完全靠有氧代谢提供，即便在安静的时候，心肌的血氧摄取率也很高（约为70%），此时供血量与供氧量基本是等同的。正常情况下，机体可通过自身调节促使血液供需相对平衡，保证心脏正常工作。

心肌缺血是指某种原因导致心肌血液供需失衡，造成心脏血氧供应不足。根据病因可以分为供氧不足和耗氧增加。供氧不足常见于冠脉狭窄导致的冠心病，而耗氧增加常见于高血压、心肌肥大、发热、过度体力活动、情绪过度激动等，临床上常用"心率与收缩压的乘积"（RPP）作为估计心肌耗氧水平的指标。$RPP = SBP \times HR$，正常值 < 12000。当血压升高和心率加快时，$RPP >$

12000，提示心肌缺血；RPP>15000，可能发生心绞痛。由此可见，心肌供氧与耗氧的平衡决定着心肌的能量代谢，影响着心脏的健康状态。

3.1.1.2　心脏前负荷与后负荷的平衡

心脏前负荷亦称容量负荷，指心肌收缩之前遇到的负荷，实际上反应的是心室舒张末期容量或心室舒张末期室壁张力。在临床上通常用左心室舒张末压（LVEDP）作为前负荷的指标。一般情况下，左心室舒张末压稳定在12~15 mmHg，超过此值则提示前负荷过重。例如，二尖瓣关闭不全，心脏舒张时血液经关闭不全的二尖瓣反流回左心室，造成左心室舒张期容量负荷（即前负荷）增加，左心室充盈压过高。起初，心脏可以通过异长自身调节来增加心肌收缩力，增加心排量，维持心功能，但当前负荷超过其自身收缩代偿的平衡能力，则引起心排量降低，出现左心衰症状。由此可见，当前负荷增加到超过心脏异长自身调节的自身平衡能力时，失衡状态出现，会导致心脏不堪重负，最终引起心力衰竭。心脏后负荷亦称压力负荷，指心室开始收缩射血时所受到的阻力，即室壁承受的张力。动脉血压是决定后负荷的主要因素，血压处于正常状态（收缩压在 90~140 mmHg，舒张压在 60~90 mmHg），心脏克服阻力所需的功也就处于相对平衡水平；当血压升高，后负荷增加，心脏做功增加，表现为心脏负荷的失平衡状态。这种失衡会损害心脏的健康，早期在代偿范围内主要表现为心肌肥厚，晚期失代偿则发生心力衰竭与心律失常。另外，高血压还常常与冠状动脉粥样硬化并发，引起心脏供血失衡的危害性结果。

3.1.1.3　正常心率

正常成年人安静状态下心率一般为 60~100 次/分钟，或低或高都为心律失常。当某种原因导致心率低于这一水平时，人体会出现头晕、乏力、倦怠、精神差，甚至阿斯综合征等症状；而高于这一水平时，可因为心排量下降而出现心悸、胸痛、头昏、眩晕、昏迷等症状。

3.1.2　影响心脏与循环功能平衡的外因性因素

人体内环境的诸多因素影响着心脏的健康，神经内分泌的病理性变化，会导致心脏工作失去平衡，发生心脏损伤。

3.1.2.1　神经系统的影响

心脏受到交感和副交感神经的双重支配。交感神经兴奋时，心肌收缩增强，心率增快，心肌传导加快。而迷走神经兴奋时，心肌收缩力减弱，心率减慢，心肌传导减慢。健康状态下，心交感神经与迷走神经张力相互制约，处于平衡状态。心脏在两者的共同作用下发挥着稳定的泵血功能。当各种原因导致二者失衡，心脏的功能就会受到影响。例如，当机体遭受重大创伤时，蓝斑核引起交感神经兴奋，心脏最初会增加心排量，为机体积极供血。但过度的兴奋超过心脏代偿能力反而引起心排量下降，心脏本身也可能发生功能衰竭。

3.1.2.2　内分泌系统的影响

内分泌系统中有许多激素影响着心脏的兴奋性，内分泌系统失去平衡将会引起心脏的病理性改变。例如，儿茶酚胺类激素和甲状腺激素可引起心脏的收缩增强，心率增快，心肌传导速度加快；相反，乙酰胆碱对心脏有负性变时、变力、变传导作用。当发生内分泌疾病时，激素水平的变化会影响心脏的自律性、收缩性和传导性。例如，肾上腺嗜铬细胞瘤可自主分泌儿茶酚胺类物质，作用于心脏就表现为心脏正性的变时、变力、变传导因素。这些过剩的儿茶酚胺类物质造成心脏处于兴奋状态，长期作用会导致儿茶酚胺心肌病的发生，最终引起心脏衰竭。

由上文可见，心脏健康的工作状态与心肌氧供需的平衡、心脏前负荷与后负荷的平衡、正常心律的维持及机体神经系统和内分泌系统的影响密切相关。因此，心脏疾病的治疗常常可将以上几点作为切入点，以期获得有良好的疗效。例如，冠心病的保守治疗，常常以降低心脏前后负荷、减慢心率、控制交感神经张力、减少活动等为基础治疗手段，主要目的在于降低心脏耗氧水平，维持氧供需的平衡。

3.2　肺与呼吸功能平衡

肺是机体与外界环境进行气体交换的器官，在维持机体内环境平衡的过程中起着不可或缺的作用。肺呼吸功能最终是通过气体交换实现的，气体交换的过程又分为肺通气和肺换气。肺通气指外界空气与肺泡之间的气体交换，肺换气则指肺泡与肺毛细血管血液之间的气体交换。通常认为，健康机体的肺呼吸功能维持着一个动态平衡，而这种动态平衡的维持有赖于肺通气、肺换气及其之间相互作用的平衡，其中任何一个环节被打断，都可能导致肺的呼吸功能出现障碍甚至衰竭。

3.2.1　肺通气对肺呼吸功能平衡的影响

肺通气的完整过程分为吸气和呼气。吸气时，呼吸肌（膈肌和肋间肌）收缩，使胸廓运动，胸腔容积增大，从而产生吸气的原动力——即胸膜腔内负压，继而，肺在大气压与胸膜腔负压的压差作用下膨胀，气流循鼻腔、气管、支气管到达肺泡，将外界气体运输进肺。而呼气过程则相反，呼吸肌舒张，胸腔容积变小，肺内压力高于大气压，肺依靠自身弹性和压力，使肺内气体通过气道排出。由此可见，肺通气的过程是一个动态平衡过程，这个动态平衡取决于两个要素：动力因素与阻力因素。

3.2.1.1　动力因素

呼吸运动的原动力为呼吸肌的舒张与收缩。各种原因导致的呼吸肌肌力不足均会直接造成呼吸缺乏动力的失衡现象。例如，全身麻醉状态下，肌肉松弛药的作用会使呼吸肌失去收缩能力，呼吸运动停止。此时，只能借助呼吸机进行正压通气来替代呼吸运动。可见，呼吸肌稳定的舒张与收缩运动是维持肺通气平衡的重要因素。

3.2.1.2　阻力因素

阻力因素分为弹性阻力和非弹性阻力。这两种阻力增大，会导致呼吸运动的阻力与动力失衡，而使呼吸运动无法正常进行。

弹性阻力是最重要的阻力因素，它占总阻力的 70%，其主要来源为肺泡表面张力。肺泡表面活性物质是制约肺泡表面张力的关键因素，其由肺泡 II 型上皮细胞分泌。该物质的存在使得肺泡表面张力降低为原来的 $1/7 \sim 1/14$，增加了肺的顺应性，因此，肺泡表面张力正常值在 50 达因/厘米以下。当肺泡表面活性物质不足，肺泡表面张力大于 50 达因/厘米时，将直接造成呼吸阻力增大。例如，新生儿呼吸窘迫综合征就是新生儿肺部缺乏肺泡表面活性物质所引起的，表现为肺泡表面张力过大，肺泡进行性萎陷。这导致患儿于出生后出现进行性呼吸困难、发绀、吸气性三凹征，严重者发生呼吸衰竭。可见，正常水平的肺弹性阻力（主要是肺泡表面张力）对肺通气平衡的重要性。

非弹性阻力占总阻力的 30%，包括气道阻力、惯性阻力和组织的黏滞阻力，其中最主要的为气道阻力。平静呼吸时的总气道阻力为 $1 \sim 3$ cmH$_2$O/(L·s)，主要发生在鼻、声门、气管和支气管。气道狭窄、堵塞，管径减小都将直接升高气道阻力。例如，支气管哮喘发生时，内源性和外源性介质导致气道平滑肌收缩，气体通过气管的阻力增加，出现呼气性呼吸困难，临床上表现为喘息、胸闷等症状。可见，气道阻力的升高也会造成呼吸运动的阻力与动力失衡，出现肺通气功能不全。

3.2.2 肺换气对肺呼吸功能平衡的影响

3.2.2.1 影响肺换气的因素

影响肺换气的因素有气体的溶解度和相对分子质量、呼吸膜的厚度和面积、肺通气/血流比值。其中，与维持人体呼吸平衡关系最密切的为后两者，也就是说，只有当呼吸膜的厚度和面积以及肺通气/血流比值处于正常水平时，肺换气功能才可维持健康状态。

3.2.2.2 呼吸膜的厚度和面积

呼吸膜平均厚度不到 $1~\mu m$，而两肺呼吸膜总面积约为 $70~m^2$。呼吸膜的厚度和面积只有维持在上述平衡状态，才能保证肺换气的效率、保证呼吸的正常进行。呼吸膜厚度增加一倍，气体扩散速率即降低一半。在肺纤维化、肺水肿等疾病状态下时，呼吸膜厚度显著增加，而在肺不张、肺气肿、肺叶切除等失衡情况下，呼吸膜面积减少。无论是呼吸膜厚度增加还是呼吸膜面积减少，都使气体交换低于正常水平，该失衡状态即通过影响肺换气的效率而导致肺功能障碍。

3.2.2.3 肺通气/血流比值

该指标是指每分钟肺泡通气量与每分钟肺血流量的比值。正常成人安静状态时该比值为 0.84 左右，其升高或降低均会导致机体缺氧。肺泡通气量加大或血流灌注减少均会导致该比值升高，前者形成无效通气，后者因血流量减少，不能携带足够氧，造成低氧血症。而肺泡通气量减少会导致该比值降低，不但引起机体低氧血症，还伴随出现二氧化碳潴留。因此，肺通气/血流比值只有维持在 0.84 左右的平衡状态，才能保证肺换气的有效性，是呼吸功能处于健康水平的必要条件。

由上文可见，肺呼吸功能的健康与否取决于肺通气与肺换气是否各自达到平衡状态。肺通气受到动力与阻力二者强度的影响，肺换气与呼吸膜的厚度和面积、肺通气/血流比值的正常范围密切相关。因此，呼吸系统疾病的治疗常以上述几点为切入点，以获得良好的治疗效果。

3.3 神经系统与精神状态的平衡

神经系统起源于外胚层，是人体内起着主导作用的重要系统，扮演着指挥官的角色。机体所接受到的来自内外环境的各种信息，都会在神经系统中进行整合，再加以处理，因此，神经系统是一个复杂且极重要的系统。神经系统包括了外周神经系统及中枢神经系统两个部分，是一个贯穿人体的巨大网络。而精神主要是人体的意识，是大脑生理功能的具体体现，它包含了感知、思绪、情感等。两者是截然不同而又密不可分的。一旦其中的某些要素发生失衡，又会产生相互影响。

3.3.1　神经系统失衡对人体精神的影响

中枢神经包括脊髓和大脑，而后者是人体精神活动的物质基础。因此，当神经系统功能尤其是大脑发生失衡时，可能会对精神状态产生影响。

3.3.1.1　神经发育

神经发育学说认为，不少精神疾病患者的大脑发生了不同程度的生物学改变。如额叶的结构变化已经被认为是导致精神分裂症发病的主要因素。冯志强等经过实验研究发现，病患组患者额叶区灰质和正常组相比明显减少，其中前额背外侧区灰质体积减小较为明显（$P<0.05$），且男女患者无差异。也有研究表明，维生素 D 缺乏可通过影响神经元分化及神经营养因子信号通路、多巴胺神经传递系统、钙平衡等来影响神经系统发育及功能，从而使得精神分裂症的发病风险增高。

3.3.1.2　神经递质失衡

神经递质在神经系统中充当着"信使"的角色，因为在中枢神经系统中，最重要的信号传递方式是神经化学传递，当神经信号传递到突触前膜后，由递质将信号传导到突触后膜，从而保证信息通路的完整性。而大脑的运作及一切情绪反应，归根结底都在这一物质基础上产生、维持。脑内的神经递质包括多巴胺（DA）、去甲肾上腺素（NE）、肾上腺素（E）、5－羟色胺（5－HT）、乙酰胆碱（Ach）、内源性阿片肽等。以多巴胺为例，帕金森病患者早期可出现认知障碍，包括执行功能、记忆力、视空间能力障碍等，而这与尾状核的多巴胺功能改变有关。除了认识障碍，帕金森病患者患焦虑症的人数增加，而这些人群中，可以检测到纹状体内的多巴胺水平显著低于正常人，提示了焦虑症可能也与多巴胺系统有关系。

3.3.1.3　神经损伤

因外伤、肿瘤、感染等所导致的中枢神经损伤，会对精神产生影响。尤其是脑血管病所致大脑高级中枢功能障碍较为常见。有研究表明，约 1/3 卒中患者会发生卒中后抑郁。脑小血管病所致的腔隙性梗死和白质疏松，也与抑郁的发生密切相关。同时，脑小血管病还可以导致血管认知障碍，后者可进一步发展为血管性痴呆。其发生的重要原因可能是脑内神经网络的结构破坏引起的信息传递效率降低。

3.3.2 精神状态失衡对神经系统的影响

精神状态是脑状态和脑功能在人体的直观反应，在临床医学和心理学上主要依靠床旁或诊室精神状态检查、精神状态量表，或是用于广泛评估的神经心理学测验来进行检查和测定。其评估包含：意识（觉醒）水平、注意力、记忆力、语言、视觉空间感知、执行功能、心境与思维内容、行为、计算。精神状态或者说心理状态的改变，会对人体生理产生影响。当愤怒的时候，血压会升高，肌肉会收缩；当紧张的时候，心率会加快，手心会冒汗，这些都是很容易在生活中观察到的现象。

3.3.2.1 精神状态对人体内环境的影响

精神状态通过神经系统影响人体内环境。人体的生理健康取决于内环境的平衡，而这一平衡状态由神经系统、内分泌系统及免疫系统协同维持。神经系统是其中的核心。神经系统通过神经通路与其他系统联结，并通过各种神经递质、神经调质及神经内分泌激素对整体的内环境平衡进行调节和干预。

精神的病理状态，如长期的紧张、焦虑等不良情绪压力，可造成大脑皮质或下丘脑的功能障碍，造成人体内环境失衡，从而影响健康甚至致病。这在很多动物实验中已得到证实。又如某些人群在长期的精神压力下，由于大脑皮质的抑制和兴奋功能失衡，导致皮质下结构功能紊乱，男性出现遗精、阳痿，女性出现月经不调、性欲缺失等，或是出现自主神经功能失调而表现为心慌、多汗、血压波动、皮肤充血、呼吸困难、体温调节障碍等症状。

3.3.2.2 精神状态影响神经递质

前面提到过，神经递质在维持神经系统正常功能方面起着重要作用。而某些心理疾病，如抑郁症、躁狂症、双相情感障碍，会导致糖皮质激素及儿茶酚胺长期分泌，使得5-羟色胺、去甲肾上腺素和多巴胺分泌减少，导致神经激素失调。

3.3.3 精神疾病类型及失衡原因讨论

精神疾病的类型大致可分为以下几类。

（1）脑器质性精神障碍：由于脑组织直接受到损害而造成的器质性精神

病，如脑外伤、脑出血、颅内肿瘤等。

（2）躯体疾病伴发的精神障碍：由于躯体疾病影响了大脑功能而造成的精神障碍，如心、肺、肝、肾发生疾病，导致脑供血、供氧不足；或代谢产物堆积，或水与电解质平衡紊乱，从而继发脑功能紊乱。

（3）酒精依赖或酒精中毒精神障碍。

（4）阿片类及其他精神活性物质伴发的精神障碍。

（5）中毒性精神障碍：某些非依赖性物质（苯中毒、铅中毒、一氧化碳中毒、食物中毒、医学药物中毒）短期大量或长期少量进入人体，可引起机体急性或慢性中毒，从而造成精神障碍。

（6）精神分裂症：可分偏执型、青春型、紧张型、单纯型等。常见症状有精神恍惚、狂躁不安、幻觉妄想、兴奋躁动等。

（7）偏执型精神病：以系统的妄想为主要症状。

（8）精神发育迟滞：童年起即表现为全面智力低下和社会适应困难。

（9）情感障碍：为较常见的重性精神疾病，以显著而持久的情绪改变为基本临床表现。

（10）心因性精神障碍：由严重精神打击或强烈的精神刺激所致。

（11）与文化相关的精神障碍：如与迷信相关的精神障碍。

（12）人格障碍：人格特征明显偏离正常，影响其社会和职业功能。通常始于童年，并持续终身。主要有偏执型、反社会型、冲动型、表演型、依赖型、自恋型。

（13）性心理障碍：两性行为在心理上偏离正常而导致行为活动上的异常。常见的有窥阴症、露阴症、恋物症、恋童症、着装异性症。

在上述精神障碍当中，有部分疾病发病原因与神经系统有密切关系。如脑器质性精神障碍及躯体疾病伴发的精神障碍是由于神经系统本身的病变，或是身体疾患通过某些途径间接导致了神经系统功能失衡，从而导致了相应的精神失常。而与酒精、精神活性药物、中毒相关的精神障碍，则是这类物质直接作用于神经系统所致。即便是精神分裂症，也被研究证实与神经系统病理变化有直接或间接的联系。同样，单纯精神状态的异常，也会通过影响大脑皮质功能及神经递质而作用于神经系统。以上所述，强调了神经系统与精神状态的密切联系与相互影响，也引出了神经系统与精神状态的平衡调节在治疗、养生中的重要性。

3.3.4 神经系统与精神状态的平衡的调节

从生理结构上而言，神经系统是精神状态的根基，是其产生、发展的物质基础。而精神状态亦会反过来影响神经系统的稳定，进而影响人体其他系统。因此，这两者的稳定和平衡对人体健康极为重要，同时，它们之间的相互关系也能为某些疾病的治疗提供新的思路。

3.3.4.1 抗精神病药物及行为疗法

以带状疱疹后遗神经痛（postherpetic neuralgia，PHN）为例，其为病毒引起感觉神经炎症，导致神经和/或感觉神经根出现明显的轴突和髓鞘丢失而引起的慢性疼痛。PHN患者的疼痛会导致失眠、影响情绪，并对认知功能产生影响。Hart等发现慢性疼痛对神经心理功能的影响主要表现在注意力、信息处理能力及精神运动速度的降低。部分PHN患者出现抑郁、焦虑等症状。因此，在治疗这类患者时，除了针对神经损伤的治疗，通过药物和行为治疗对不良情绪进行干预，也能有效提升治疗效果。目前，三环类抗抑郁药已是用于PHN的常规治疗药物。同样，广泛应用于治疗抑郁症的认知行为疗法（cognitive behavior therapy，CBT），对于慢性疼痛患者亦有效。

3.3.4.2 有氧运动

除药物和心理治疗外，有氧运动也是调节神经系统与精神状态平衡的有效方法。有研究表明，有氧运动能改善轻中度抑郁患者的社会功能、认知功能、生活质量，其机制可能是中枢营养因子合成增多，进而促进突触功能和结构调整，促进海马神经元再生。有一项临床试验研究，纳入了133例健康成人志愿者，将其分配至一周3次、一次60分钟的太极练习组和继续其日常活动不变的对照组，持续12周。与对照组相比，分配至太极组的志愿者焦虑水平有降低。

3.3.4.3 冥想

冥想包括正念冥想、精神冥想等形式。目前，已发现冥想可以降低皮质醇和儿茶酚胺（如肾上腺素和去甲肾上腺素）的水平，而二者可引发基于生物学的焦虑反应。冥想还可以帮助个体保持良好的心境，改变引发焦虑的认知扭曲。

综上所述，神经系统与精神状态的平衡是一种由多因素共同决定的健康平衡状态。对于神经系统与精神状态的失衡所致的疾病或亚健康状态，除了可以对神经系统本身进行干预和治疗，也可以通过药物及心理学治疗、有氧运动、冥想等方式帮助恢复这一系统的平衡。

3.4　动静平衡

哲学或物理学的观点认为，动是永恒的，而静是相对的。古代哲学家曾言："动静者，乃阴阳之动静也。""皆本物之固然。""静者静动，非不动也。""静即合动，动不含静。""动、静，皆动也。"这说的是运动是物质固有的根本属性，而静止是相对的。在人体亦然，当一个人平静休息的时候，他的心脏是持续工作的，血液流动是不停歇的，呼吸是接续的。

因此，我们这里讲的动与静，是一个相对概念。动，指的是肢体的活动、思维的活跃；静，指的是相对的静息休养，思绪安宁。有人说生命在于运动，亦有人云恬静颐养天年。那么动静之间如何平衡，如何影响健康，则是医学治疗及养生中的一个重要课题。

3.4.1　运动的益处

3.4.1.1　运动或身体活动的定义

运动或身体活动是指身体运动产生的骨骼肌的收缩，产生的能量消耗高于基础水平。运动可以分为三种类型：

（1）有氧运动，可以增加人的心率，如行走、跑步和游泳。

（2）抗阻训练，主要作用是增肌，多利用杠铃、健身带或综合训练器械来进行。

（3）拉伸。

3.4.1.2　运动的益处

运动的益处有降低血压、缓解压力和改善抑郁、保持骨骼强壮、降低死于心脏病的概率等。大量研究表明，经常锻炼可以降低个体（包括男性和女性）的全因死亡率。许多研究表明，规律的运动习惯能降低心血管疾病的死亡风险。有氧训练会对血脂产生有益的影响，改善与血栓形成相关的凝血因子。腹型肥胖者发生心血管疾病的风险较高，而长期的运动计划可减少腹部脂肪，并有助于维持良好身材。同时，长期的有氧运动有抗高血压的作用，其机制可能与交感神经活性降低及内皮功能改善有关。有一项研究显示，运动训练改善了压力感受器的敏感性，并降低了肌肉交感神经活性。

（1）运动对心血管系统的益处。运动对心血管系统的益处与其减轻炎症的作用有关。有研究表明，有氧运动和无氧运动均表现出较低水平的C反应蛋白，而血清C反应蛋白升高的炎症，在动脉粥样硬化中具有重要的作用。规律的运动能降低血液中单核细胞的致动脉粥样硬化活性，并增加抗动脉粥样硬化细胞因子的产生。

（2）运动对神经系统的益处。运动可改善和提高人体对外部环境的适应能力、大脑皮层的兴奋和抑制的协调作用。有流行病学研究证实，有规律的有氧运动能降低药物滥用的可能性。运动可调节各种神经递质系统及细胞内的信号传递，增加脑源性神经营养因子水平，促进神经再生、胶质细胞再生，调控与协调表现遗传学变化等。

（3）运动对代谢的益处。运动可降低体脂率，改善内脏脂肪的堆积，提高机体对胰岛素的敏感性，提高葡萄糖转运蛋白4的水平，促进骨骼肌利用葡萄糖，从而降低血糖；改善血管内皮功能，增加一氧化氮分泌，减少血管内皮素分泌，降低血压；降低血浆三酰甘油及低密度脂蛋白胆固醇，升高高密度脂蛋白胆固醇。适当强度的运动可促进生理水平活性氧的生成，增强机体抗氧化能力，有助于改善代谢、延缓衰老及预防相关疾病，达到强身健体的效果。

（4）运动对妊娠的益处。近些年，业界越来越重视运动对妊娠的影响。孕期运动时，母亲和胎儿均能发生生理性适应，合理运动最终产生的净效应，既有利于母体，也利于胎盘及胎儿的生长发育。对母体，适当的运动能降低妊娠期糖尿病（GDM）的发生风险，减少孕期体重过度增加、改善胰岛素抵抗等；对胎儿，适当的运动具有减少早产、减少大于胎龄儿或小于胎龄儿、减少脂肪含量等益处。孕期运动包括有氧运动及阻力运动，建议中等强度的有氧运动，每周3~5次，30分钟/次，但不多于45分钟。应注意，在强调运动获益的同时，必须重视孕期运动个体化原则，掌握相对及绝对禁忌证。

3.4.2 运动的风险

运动对人体健康有着重要的意义，但当运动超过了一定的限度，同样会引起相关的风险。最常见的有肌肉的损伤，严重时甚至可以发生心律失常、心肌梗死而导致的严重后果。

运动与上呼吸道感染（upper respiratory tract infection，URTI）有一定的关系。URTI主要是自限性的病毒感染。根据研究，与长期久坐的个体相比，适度运动的个体发生URTI的风险通常较低，但是，某些高强度训练的运动员发生URTI的风险会反常地升高。可能是剧烈运动后的数小时，免疫系统的功能会暂时性降低，从而提供了感染得以形成的"窗口期"。

运动相关性闭经。常见于一些育龄期女性，在营养摄入与能量消耗量不匹配导致能量摄入相对不足的情况下，可能导致月经周期紊乱和不孕。发生闭经的可能性与运动的类型、强度有关。

非创伤性劳累性横纹肌溶解。在肌肉正常的个体中，当肌肉的能量供应不能满足需求时，会发生横纹肌溶解症，表现为在强体力活动后出现亚临床肌红蛋白血症、肌红蛋白尿和肌酸激酶升高。严重时，甚至引起急性肾损伤（肾衰竭）。

3.4.3　静养与健康

静养，指人的躯体、精神处于一种相对静止或放松的状态，如睡眠、冥想、静坐；或指人进行的一些低强度的、轻缓放松的活动，如慢走、太极、拉伸。

睡眠是人体最为重要的休息方式，是一种反应、活动和代谢降低的状态。在睡眠状态，人体得以自我修复和恢复活力。充足的睡眠让人精力充沛，而睡眠不足会导致疲劳、免疫力下降。在睡眠期间，生长激素的分泌达到峰值，可促进肌肉生长和细胞再生。同时，睡眠可促进学习依赖性突触的形成。因此，睡眠除了是一种休息方式，还对人的认知功能和记忆有重要影响。

"静养生"当中的静，不仅仅是身体的静，更注重的是意念的放松。我国古代先哲创立的导引术、气功、道教养生术，常常以一种微缓的肢体运动来引导身体，通过控制呼吸（多采用逆腹式呼吸的方式）来调节情绪，实现对意念的控制，通过排除杂念来达到身心的平衡。印度的瑜伽和西方的冥想与此殊途同归。这类训练能有效地缓解压力，释放不良情绪。我们所提倡的是适度的静，过度地静止可能会适得其反，如久坐者可出现腰椎、颈椎的损伤，长期卧床者肌力减退、肌肉萎缩，出现血栓的风险增加。尤其对于老年人，一项系统研究表明，老年人认知功能较差与久坐行为有关。

3.4.4　运动与静养的平衡

"生命在于运动"，适当的运动能保持人体的活力，对维持心血管系统的健康有重要意义；同时对缓解压力，维持心理健康也大有裨益。但是，运动也存在风险，主要是对有心脏隐患的人群，甚至可能导致其猝死。同样，静养也是人体所必需的。良好的睡眠质量，放松的心境，可以帮助人体机能的恢复。动静相宜，才有益于养生。

在健身训练中，动静结合是一项重要的指导原则。尤其是一些对抗阻力的增肌训练。在训练时，肌纤维被拉断撕裂，通常需要在训练后的 48 小时完成肌纤维的修复和生长，如果一味追求高强度的训练，则会适得其反。在一些专业的健身场所，私人教练会指导学员进行科学系统的训练，并在完成一些重量训练后，进行按摩、拉伸等，这样的动静结合，能大大加强健身效果。

综上所述，适合个体的健身运动方式需要根据年龄、体能、心血管状态来进行调整。老年人群或有心血管疾患的人群，应当避免高强度的运动方式，采取低强度、规律性、间歇性的运动方式。糖尿病患者在运动时需要监测血糖水平，可以采用高低强度混合的方式来进行运动，以更好地控制血糖水平。久坐者、长期低头者可以在休息时适当地做一些拉伸训练、有氧运动来改善亚健康状态。同时，运动后应保证充足的高质量的睡眠，如此动静平衡，张弛有道，方为养生良策。

3.4.5　运动的注意事项

3.4.5.1　科学的运动和频率

科学的运动首先要注意热身。做好热身可以防止在运动时发生肌肉损伤。热身的方法常是进行轻微的有氧运动，如慢走、慢跑或拉伸，持续 5～10 分钟。在开始正式运动的时候，应合理安排训练项目，尽量伸展所有的关节，如肩关节、髋关节和膝关节等。最后在运动中加入抗阻运动。每周至少运动 2 次。每次运动后，做拉伸和轻微的有氧运动作为放松，持续 5 分钟左右。这样做可以防止在运动后感到头晕。推荐的运动频率是每日至少 30 分钟，每周运动 5 日或以上。

3.4.5.2　出现肌肉拉伤后的处理

运动应动静结合，适度为宜，如果没有做好热身和拉伸，当肌肉过度拉伸、过快拉伸或太过用力时，可导致拉伤，出现疼痛，肌肉痉挛、肿胀等。这时应当充分休息，同时冰敷拉伤区域，每次 15 分钟，每 1～2 小时一次。如果疼痛较为剧烈，应及时就医。

3.4.5.3　关节炎患者的运动建议

关节炎患者常常会避免运动来减轻疼痛，但从长远来看，规律的运动对于关节炎是有益的，尽管运动之初会引起疼痛。

此类人群适合选择抗阻类运动，这类运动能强化肌肉，从而加强对关节的保护。同时，运动的类型应当是低冲击性的，如散步、骑车、游泳等，这样能减少对关节带来的压力。不推荐高冲击性的运动，如跑步。

3.4.5.4　孕妇的运动建议

运动在孕期尤其重要。部分女性在孕期过分强调静养休息，反而不利于生产的顺利进行。适当的运动能改善心境、精神状态和睡眠，还可以帮助改善孕期症状，如便秘、腹胀感、四肢肿胀和背痛。推荐的运动方式是步行和游泳，避免容易发生跌倒或损伤腹部的运动方式。运动量不宜过大，以 30 分钟内的轻缓的有氧运动为宜，如果出现喘不上气、阴道出血、头晕、子宫收缩等情况，应停止运动并立即就医。

3.5　营养平衡

人体每天从食物中获取各种营养物质，以维持机体新陈代谢和各项生理活动。营养物质为人体内的内分泌系统、神经系统、造血系统、心血管系统等提供所需的能量和元素。只有平衡的营养才能满足和维持机体内各种激素、生物酶等的生成和分泌，以及各种细胞和物质的平衡。

3.5.1　营养要素概述

食物中含有人体所需的七大类营养素：蛋白质、脂类、碳水化合物、维生素、水、矿物质、膳食纤维。蛋白质是构成全身各器官和组织的基本成分，是修复各组织的主要原料，并具有调节生理、新陈代谢等功能。脂类属高能量营养素，给机体供给能量和必需的脂肪酸，促进脂溶性维生素的消化吸收。磷脂和胆固醇则是所有细胞生物膜的主要组成部分。碳水化合物在人体内经消化后以葡萄糖的形式被吸收，给机体提供能量，并参与细胞的多种活动，有利于营养素的代谢。维生素是维持生命必需的低分子有机化合物，其主要促进人体正常生理功能。水是人体各细胞和体液的重要组成部分。矿物质是维持人体正常生理功能所必需的无机元素，包含常量元素和微量元素。一些微量元素如锌等，与机体的免疫功能、疾病预防以及人脑的发育、记忆有关。膳食纤维具有相当重要的生理作用，能促进排便、调节餐后血糖和脂类代谢等。

3.5.2　营养平衡对人体健康的影响

一个人的健康素质除了受先天遗传因素的影响，后天成长过程中的营养因素也至关重要。

3.5.2.1　营养与生长发育

国内开展了大量、大规模的调查研究，发现婴幼儿牙齿、骨骼等的发育与每日碳水化合物、维生素及微量元素（钙）等的摄入量有关；智力发育与每日蛋白质、碳水化合物等摄入量有关。此外，青少年体质研究也表明，随着人民营养水平的提高，儿童的身体发育变化显著。

3.5.2.2　营养与智力

英国神经学家麦克康纳尔和伯里的研究结果表明，胚胎或幼儿营养不良造成的脑发育缺陷，即使后期加强营养也难以弥补。美国有研究表明，营养不良对人脑中神经细胞的数目、大小、树突分枝情况都有影响。

3.5.2.3　营养与免疫

免疫学说认为，机体本身的防御机制是疾病发生与否的重要条件，而防御机制又取决于个体的营养状况。平衡的营养能够保护和维持人体健康。足量平衡的营养能为人体生化免疫系统提供天然抗病物质，而不平衡的营养则可能削弱和抑制免疫系统功能。良好的免疫功能需要通过摄入足量的蛋白质、维生素、必需脂肪酸和矿物质来维持。有研究表明，营养不良的人群，其免疫球蛋白的特异性抗体合成受到影响，合成率较低。

3.5.2.4　营养与内分泌

激素的产生与内分泌的平衡，依赖于饮食营养的平衡。营养素的过多或过少，会给内分泌系统增加应激和压力。此外，维生素、矿物质是构成酶的主要物质基础，而酶是激素合成的关键要素。膳食营养不平衡，可导致内分泌激素的紊乱，进而引发病变。

3.5.3　营养失衡

1989 年，美国国家研究院膳食与健康委员会编著的《膳食与健康：减少慢性病风险的启示》系统收集了膳食成分和食物模式与主要慢性病的科学研究证据，表明不合理的膳食是慢性病的重要危险因素。2003 年，世界卫生组织发布了《膳食、营养和慢性疾病预防》，列出了膳食因素与肥胖、2 型糖尿病、心血管疾病、癌症等主要慢性病的证据强度。目前已知，很多疾病都与营养不平衡有关。根据《营养临床诊疗指南：肠外肠内营养学分册（2006 版）》的定义，营养不良是指能量、蛋白质及其他营养素缺乏或过度，导致对机体技能乃至临床结果产生不良影响。

一般来说，营养失衡指营养过剩或营养缺乏引起的人体营养素不均衡。

3.5.3.1　营养过剩

肥胖是众所周知营养过剩引起的一种现象，是能量摄入超过了能量的消耗造成的，超出部分以脂肪的形式储存在人体中。脂肪的摄入量直接影响人体血浆中脂质水平的高低。高胆固醇血症、高甘油三酯血症和肥胖都是由于能量摄入过高引起的。世界各地研究均表明，膳食中脂肪摄入量高的地区，人群高血脂、动脉粥样硬化等引发的冠心病发病率和死亡率均较高。

3.5.3.2 营养缺乏

虽然现在是公认的营养过剩时代，但营养缺乏现象仍比比皆是。几种常见的营养不足情况：由于蛋白质缺乏造成必需氨基酸不足或不平衡，使血浆蛋白合成降低，肝功能受损。大量疾病的发生均与维生素缺乏有关，如缺乏维生素 B_1 易患脚气病，缺乏维生素 A 易患夜盲症，缺乏维生素 D 可导致儿童发生佝偻病、孕产妇发生骨软化症，缺乏维生素 C 容易引起牙龈水肿、出血及肌肉关节疼痛，增加血管脆性。摄入的营养物质中缺乏矿物质对人体健康危害也较大，如缺铁会影响正常血红蛋白的合成从而引起缺铁性贫血。

3.5.4 营养平衡的调节

3.5.4.1 合理营养与膳食平衡

合理营养是在人体的营养生理需求与人体通过膳食摄入的多种营养素之间建立起平衡关系。膳食平衡的基本要求：膳食中要提供人体必需的能量和营养素；膳食中的各种食物必须符合国家食品卫生标准，对身体无毒无害，食物尽可能新鲜、卫生、营养；科学地加工、烹调食物，减少营养素的丢失；应有合理的膳食制度和良好的进食环境。具体的措施包括合理制定膳食制度、合理制订食谱、合理选料与切配、合理烹调四个环节。

3.5.4.2 不同人群的膳食平衡

婴幼儿。婴幼儿正处于生长发育的最初阶段，生长发育快，基础代谢率高，所需热能较多，对维生素的需求也高，但消化系统功能较差。在此阶段，除了要保证充足的营养物质摄入（如因消化能力不完善可适当增加餐次），还需要培养良好的饮食习惯和注意饮食卫生，并注意避免几大常见营养问题，如缺铁性贫血、佝偻病、食物过敏和锌缺乏症等。

青少年。此阶段，大量的活动和快速的生长发育使青少年对营养的需要较前增加，主要是能量、蛋白质和矿物质几大物质的充分供应。在保证能量需求的前提下，可增加营养素的摄入，如钙、铁、磷等矿物质，多食用优质蛋白，并防止肥胖和盲目节食等青春期常见营养问题的发生。

中老年人。因基础代谢率降低、消化功能减退、循环系统功能下降、代谢功能降低，此阶段应减少脂肪、蛋白质、碳水化合物等的摄入。同时，因维生素和矿物质的吸收利用率降低，应注意保证充分的摄入量，尤其是钙，否则容易引起骨质疏松症。中年人膳食应多样化，粗细粮搭配、荤素搭配、主副食搭配，规律膳食。老年人提倡米、面、杂粮混合的主食摄入，多吃蔬菜水果，少量多餐，定时定量，冷热适宜，食谱符合"一高三低两满足"原则，即高蛋白，低盐、低糖、低脂肪，满足维生素、矿物质和微量元素的供给。

3.6 心理平衡

关于健康和心理之间的相互作用关系，自古代便有研究。中国古代的《周易》《黄帝内经》等著作提出了一些关于形神合一、心身统一，辨证论治、因人而异，精神摄生、修身养性等健康心理学思想。

心理平衡，也可指心理健康，又称精神健康，指人的心理处于完好状态。这个完好状态指能正确认识自己并及时调整自己以适应外界环境变化的一种心理活动，主要包括情感过程和认知功能。

3.6.1 心理因素与健康

心理因素较为复杂，既包括个人的家庭传统、道德观念，文化教育、社会背景，也包括受这些因素影响的个人认识和思维、情感、意志、人格和信念等。

3.6.1.1 人格与健康

人格或性格，是指一个人在生活过程中形成的，对现实稳固的态度以及与之相适应的习惯的行为方式。一个人的人格会影响自身的认知和行为。有研究认为，人格有四种维度，分别是 A 型、B 型、C 型和 D 型。现在已有大量研究证实了 A 型人格是冠心病的主要危险因素之一。

3.6.1.2 认知与健康

认知，是指人们获得知识或应用知识的过程，或信息加工的过程，是人最基本的心理过程，分为感性认知和理性认知。人们在日常生活中可能会出现认知障碍等情况，可能影响身心健康。

3.6.1.3 情绪与健康

情绪是人对周围客观事物与个人需要之间关系的表现，反映了一个人的心理活动变化。许多疾病的发生都与情绪密切相关。大量关于情绪和胃肠道疾病的研究表明，紧张的情绪能提高胃酸的分泌而引起胃溃疡，部分食管癌病人发病前不久受过重大精神刺激。

3.6.1.4 心理压力与健康

心理压力涉及人们的日常生活，是一种客观存在，包括了紧张和应激，以及引起紧张和应激的特殊事件。有研究表明，当个体面对外界压力时，自主神经系统会发生一系列变化，如心跳加快、呼吸加快、血压升高、瞳孔放大等。其他研究也证实了，心理压力在心身疾病的发生与发展中起重要作用。当个人承受过大的心理压力，或压力反应过于强烈或持久，超过了机体的调节和控制能力，情感负荷达到"临界水平"，会产生因心理和生理功能的紊乱而导致的身体上的疾病。

3.6.2 心理失衡对机体的影响

不愉快、消极的情绪可导致人心理失衡，如果长期持续或反复出现消极情绪，容易引起神经系统的功能失调，从而导致人体的各种病变，如神经功能紊乱、内分泌失调、血压持续升高等，甚至转变为某些系统疾病。危害较大的如抑郁就是典型的长期心理失衡后造成的疾病。

3.6.3 心理平衡的要点

个性倾向性是指一个人所具有的意识倾向，也就是人对客观事物的稳定的态度。它是人从事活动的基本动力，决定着人的行为方向。心理的倾向性可分为外向型和内向型，外向型精神活动的目标经常受外界对象的支配，而内向型却经常把注意力拘泥于自身的内部。外向型的人精神常趋向外界，追逐现实，目的明快。这类人常因事业上的追求而无暇关注个人心身状况或疾病。内向型的人偏重于自我内省，对于自己心身方面的不快或异常或疾病等感觉特别关注，从而对所谓的异常感觉表现出敏感，在精神状态较差时也容易将外界的负面刺激与自身做没有依据的牵连，而受打击。再加上其情感受刺激后不易恢复，就容易出现错误的认知和做法，或由于忧虑和担心（精神交互作用）形成疑病。

精神的倾向性偏向过于明显时都有不利之处，都是心理不健康的表现；心理健康的人，是兼有内向和外向的协调与平衡的。

有心理学家做的大量研究及人们的亲身生活实践都可证明，正常的人际交往和良好的人际关系是心理正常发展、保持个性健康和生活具有幸福感的前提条件。

3.6.4 不同人群心理平衡的调节

3.6.4.1 青少年

青少年正处于半成熟半幼稚的生理发展变化时期，心理失衡会严重影响青少年的学习和生活，严重者还可能引起扭曲感知，影响人际关系，对其个人成长造成不可估量的损失。青少年的心理失衡主要表现为自卑与自负、焦虑与抑郁、悲观与苦闷、多疑与嫉妒、叛逆与孤僻五个方面。青少年首先要学会自我教育，学会正确处理各种人际纠纷，自觉调节心理失衡，提高自我心理素质和抗挫折能力。此外，家庭和社会应关注青少年的心理动态和心理需求，了解他们的兴趣点和容易出现的不良心理，多开展文体活动和社会实践活动，增强他们的社会适应能力，帮助他们构建正确的人生观、价值观、挫折观，培养健康的人格。另外，要对存在心理失衡的青少年开展心理咨询和辅导，帮助他们理清心理失衡的原因，帮助他们回归心理平衡状态。

3.6.4.2 大学生

大学生因生活环境、学习条件等较以前发生了较大的变化，家庭和中学阶段的严格约束和升学压力被大学自由、灵活、自主的教学形式和管理方法所替代，对社会生活的感受更为直接。但因其道德感、自我评价能力和社会独立能力并未完全成熟，容易产生观念与行为、理想与现实的矛盾。另外，大学生这一阶段动荡的心理特征，使其在面对突如其来的诸如学业、情感问题时，容易引起心理冲突，产生烦闷、抵触反抗、渴望理解等情绪问题，导致情绪的动荡不安和心理的倾斜失衡。

对于大学生的心理平衡调节建议：一是培养良好的个性——情绪稳定，性格温和，意志坚强，感情丰富，胸怀坦荡，豁达乐观。二是锻炼良好的处世能力——观察问题客观现实，具有较好的自控能力，能适应复杂的社会环境。三是创造良好的人际关系——助人为乐，与人为善，与他人关系良好。总之，心理健康的人能保持健康的心态，坚强的性格，有较高的对社会环境的适应能力。

3.6.4.3 中老年人

对于一些中老年人来说，如在中年阶段压力过大，退休后又不能适应新的社会角色、生活环境和生活方式，则易出现焦虑、抑郁、悲哀、恐惧等消极情绪。一些老年人会患上空巢综合征、居丧综合征。

中老年人首先要提高心理健康意识，当出现心理压力时，学会适当放松来摆脱压力（如进行生物回馈训练、深呼吸等来减轻紧张感），或者选择适当的方式发泄心理压力（如利用倾诉法、目标转移法等来调节情绪）。其次，要学会面对现实，适应环境，将自己的目标与客观现实联系起来，量力而行。主动参与社会活动，以积极豁达的心态面对各种社会地位、人际关系的改变，尽快适应社会角色的转变，处理好各种人际关系。此外，还应加强自我心理修养，培养对事物的客观认识、对情绪的调节。

3.7　机体系统间与系统内的平衡

3.7.1　机体系统间的平衡

本部分主要介绍了神经系统、内分泌系统、运动系统、消化系统、呼吸系统、循环系统、泌尿系统和生殖系统的平衡相关内容。

3.7.1.1　神经系统

神经系统在人体调节中起主导作用，可谓维护平衡的"总司令"。神经系统可以感知内外环境的变化，并相应地调节人体的多方面活动。其对内协调各种器官、系统的活动，使它们配合成为一个整体，对外适应外界环境的变化。

神经系统可以分为中枢神经系统和周围神经系统两大部分。中枢神经系统包括脑和脊髓，周围神经系统包括脑神经和脊神经。在中枢神经系统内，大量神经细胞聚集在一起，有机地构成网络或回路；其主要功能是传递、储存和加工信息，产生各种心理活动，支配与控制人的全部行为。

怎样建立良好的神经系统的协调关系呢？古人早有训诫："食饮有节，起居有常，不妄作劳；恬淡虚无，真气从之，精神内守。因此，建立良好的神经系统的协调关系主要是要建立适度有规律的休息和运动习惯。同时，神经系统与内分泌系统是紧密联系的，二者可以相互影响、协调作用。

3.7.1.2　内分泌系统

内分泌系统是维持人体平衡的"现场总指挥"。内分泌系统形成了一种整合性的调节机制，通过分泌特殊的化学物质来实现对有机体的控制与调节。内分泌系统由内分泌腺和内分泌组织组成。内分泌系统是机体的重要调节系统，与神经系统相辅相成，共同调节机体的生长发育和各种代谢活动，维持内环境的稳定，并影响行为和控制生殖等。

内分泌腺的结构特点是腺细胞排列成索状、团状或围成泡状，不具排送分泌物的导管，毛细血管丰富。人体主要的内分泌腺有甲状腺、甲状旁腺、肾上腺、垂体、松果体、胰岛、胸腺等。甲状腺的主要生理功能：①对代谢的影响，主要体现在产热效应和对三大营养物质的代谢作用；②促进生长发育；③提高神经系统的兴奋性。甲状旁腺分泌的甲状旁腺激素起调节机体钙磷代谢的作用。脑垂体是一个椭圆形的小体，可分泌多种激素，包括生长激素、催乳素、促性腺激素等。胰岛是散在胰腺腺泡之间的细胞群，仅占胰腺总体积的1%~2%。胰岛细胞主要分为五种：A细胞占胰岛细胞总数的25%，分泌胰高血糖素；B细胞占胰岛细胞总数的60%~80%，分泌胰岛素，用于调节糖类、脂肪及蛋白质的代谢；D细胞数量较少，分泌生长激素抑制激素；另外，还有PP细胞及D1细胞，它们的数量均很少，其中，PP细胞分泌胰多肽。肾上腺皮质的组织结构可以分为球状带、束状带和网状带三层。球状带腺细胞主要分泌盐皮质激素，束状带与网状带腺细胞分泌糖皮质激素，网状带腺细胞还分泌少量性激素。胸腺是一个淋巴器官，兼有内分泌功能。

3.7.1.3 运动系统

运动系统由骨、关节和骨骼肌三种器官组成。骨骼形成了人体的基本形态，并为肌肉提供附着，在神经系统的支配下，肌肉收缩，牵拉其所附着的骨，以可动的关节为枢纽，产生杠杆运动。从运动角度看，骨是被动部分，骨骼肌是动力部分，关节是运动的枢纽。一般而言，能在体表看到或摸到的一些骨的突起或肌的隆起，称为体表标志。它们对于定位体内的器官、结构等具有标志性意义。

运动系统，顾名思义，其首要的功能是运动。简单的移位和高级活动（如语言、书写等）都是由骨、关节和骨骼肌实现的。即使一个简单的运动，往往也有许多肌肉参加。一些肌肉收缩，承担完成运动预期目的的角色，而另一些肌肉则予以协同配合，有些处于对抗部位的肌肉此时则适度放松并保持一定的紧张度，以使动作平滑、准确。

运动系统的第二个功能是支持，包括构成人体体形、支撑体重和内部器官，以及维持人体姿势。人体姿势的维持除了骨和骨连结的支架作用，主要靠肌肉的紧张度。骨骼肌经常处于不随意的紧张状态中，即通过神经系统反射性地维持一定的紧张度，在静止姿势，需要互相对抗的肌群各自保持一定的紧张度，取得动态平衡。

运动系统的第三个功能是保护。众所周知，颅腔保护和支持着脑髓和感觉器官；胸腔保护和支持着心、大血管、肺等重要器官；腹腔和盆腔保护和支持着消化系统、泌尿系统、生殖系统的众多器官。这些体腔由骨和关节构成完整的壁或大部分骨性壁；肌肉也构成某些体腔的一部分，如腹前、外侧壁，胸廓的肋间隙等，或围在骨性体腔壁的周围，形成颇具弹性和韧度的保护层，当受外力冲击时，肌肉反射性地收缩，起着缓冲震荡的重要作用。

3.7.1.4　消化系统

消化系统是人体平衡维持的"后勤部"。人体消化系统由消化道和消化腺两大部分组成。人体消化道包括口腔、咽、食管、胃、小肠（包括十二指肠、空肠、回肠）和大肠（包括盲肠、阑尾、结肠、直肠和肛管）等。在临床上，常把消化道分为上消化道和下消化道。消化腺包括唾液腺、胃腺、肝脏、胰腺、肠腺，其主要功能是分泌消化液，参与消化。人体在整个生命活动中，必须从外界摄取营养物质作为生命活动能量的来源，满足人体发育、生长、生殖、组织修补等一系列需要。人体消化系统是保证人体新陈代谢活动正常进行的一个重要系统，各器官协调合作，把从外界摄取的食物进行物理性、化学性的消化，吸收其中的营养物质，并将食物残渣排出体外。

上消化道由口腔、咽、食管、胃、十二指肠组成。

口腔：由口唇、颊、腭、牙、舌、咽峡和大唾液腺（包括腮腺、下颌下腺和舌下腺）组成。口腔受到食物的刺激后，其内腺体即分泌唾液，嚼碎后的食物与唾液搅和，借唾液的滑润作用通过食管；唾液中的淀粉酶能部分水解碳水化合物，将淀粉分解成麦芽糖。

咽：为呼吸道和消化道的共同通道。咽依据与鼻腔、口腔和喉等的通路，可分为鼻咽、口咽、喉咽三部。咽的主要功能是完成吞咽这一复杂的反射动作。

食管：食管是一长条形的肌性管道，全长 25～30 厘米。食管有三个狭窄部，这三个狭窄部易滞留异物，也是食管癌的好发部位。食管的主要功能是运送食物入胃，其次有防止呼吸时空气进入食管以及阻止胃内容物逆流入食管的作用。

胃：分胃贲门、胃底、胃体和幽门四部分，总容量为 1000～3000 毫升。胃壁黏膜中含大量腺体，可以分泌胃液。胃液呈酸性，其主要成分有盐酸、消化酶、黏蛋白等。胃液的作用很多，其主要作用是消化食物、杀灭食物中的细菌、保护胃黏膜以及润滑食物，使食物在胃内易于通过等。胃液中的胃蛋白酶可将蛋白质初步消化。胃的主要功能是容纳和消化食物。由食管进入胃内的食团，经胃内机械性消化和化学性消化后形成食糜，食糜借助胃的运动逐次被排入十二指肠。

十二指肠：为小肠的起始段。十二指肠呈"C"形弯曲，包绕胰头，可分为上部、降部、下部和升部四部分。其主要功能是分泌黏液，刺激胰消化酶和胆汁的分泌，为蛋白质的重要消化场所。

下消化道由小肠和大肠组成。

小肠：小肠包括空肠、回肠，空肠起自十二指肠空肠曲，下连回肠，回肠连接盲肠。空肠、回肠无明显界限。空肠、回肠的主要功能是消化和吸收食物。

大肠：大肠为消化道的下段，包括盲肠、阑尾、结肠（主要功能是吸收水分和电解质，形成、储存和排泄粪便）和直肠（主要功能是支撑及容纳粪便）、肛管五部分。成人大肠全长约为 1.5 米，起自回肠，全程形似方框，围绕在空肠、回肠的周围。大肠的主要功能是进一步吸收水和电解质，形成、储存和排泄粪便。

食物的消化和吸收需要通过消化系统各个器官的协调合作来完成。我们日常所吃的食物中的营养成分主要包括碳水化合物、蛋白质、脂肪、维生素、矿物质和水，除了维生素、矿物质和水可直接吸收外，蛋白质、脂肪和碳水化合物都是复杂的大分子有机物，均不能直接吸收，必须先经消化道分解成结构简单的小分子物质，才能通过消化道的黏膜进入血液，运送到身体各处供组织细胞利用。食物在消化道内的这种分解过程称为"消化"。食物经过消化后，通过消化管黏膜上皮细胞进入血液循环的过程叫"吸收"。消化和吸收是两个紧密相连的过程。

消化包括机械性消化和化学性消化。机械性消化是通过消化管壁肌肉的收缩活动，将食物磨碎，使食物与消化液充分混合，让消化了的食物成分与消化管壁紧密接触以便于吸收，不能消化的食物残渣则由消化道末端排出体外。化学性消化是通过消化腺分泌的消化液对食物进行化学分解，使之成为可被吸收的小分子物质的过程。在正常情况下，机械性消化和化学性消化是同时进行、互相配合的。

食物的消化是从口腔开始的，食物在口腔内以机械性消化（食物被磨碎）为主，因为食物在口腔内停留的时间很短，故口腔内的消化作用不大。食物从食管进入胃后，即受到胃壁肌肉的机械性消化和胃液的化学性消化作用，此时，食物中的蛋白质被胃液中的胃蛋白酶（在胃酸参与下）初步分解，胃内容物变成粥样的食糜状态，少量多次地通过幽门向十二指肠推送。食糜由胃进入十二指肠后，开始了小肠内的消化。小肠是消化、吸收的主要场所。食物在小肠内受到胰液、胆汁和小肠液的化学性消化以及小肠的机械性消化作用，各种营养成分逐渐被分解为简单的可吸收的小分子物质在小肠内吸收。因此，食物通过小肠后，消化过程已基本完成，只留下难于消化的食物残渣，从小肠进入大肠。大肠无消化功能，仅具一定的吸收功能，可吸收少量水、矿物质和部分维生素。

随着年龄的增长，老年人的消化道结构将发生一定的改变，功能亦受到一定的影响，主要表现在以下几个方面：

（1）运动功能的改变。老年人的口腔、食管、胃、小肠和大肠等方面的运动功能均有不同程度的改变，主要表现在牙齿部分或全部脱落，肌肉及骨骼的结构和功能也逐渐退化，导致咀嚼功能减退，吞咽功能欠佳，食物不易嚼烂。因此，老年人在食物的选择上受到限制，只能进软食、精食，容易造成消化不良、便秘乃至相应的营养素缺乏。另外，老年人食管、胃的蠕动及输送食物的功能均减弱，胃张力、排空速度也减弱；小肠、大肠均萎缩，肌层变薄，收缩力降低，蠕动减退，直肠对内容物压力的感觉也减退。上述胃肠运动的变化，均会导致老年人消化功能减退、便秘等。

（2）吸收功能的改变。老年人吸收功能减退，除胃酸及各种消化酶的分泌减少外，肠壁供血欠佳（老年人常有肠道血管粥样硬化或心脏疾患，使血流灌注不足）以及肠壁黏膜萎缩、小肠上皮细胞数量减少等都会导致其发生。

（3）分泌功能的改变。老年人分泌功能的改变主要表现为胃酸、各种消化酶的分泌量减少，及消化液中的酶的活性降低。这导致老年人对食物的化学性消化的功能减退，进而影响吸收功能。有一点必须强调的是，虽然老年人分泌功能较青年人差，但对碳水化合物、脂肪的消化一般不受影响。

（4）组织学上的改变。老年人消化道组织学上的改变主要表现在口腔黏膜过度角化，舌上味蕾数量减少、萎缩，牙齿脱落或磨损，牙周组织退行性变；食管、胃、肠的各种腺体萎缩，平滑肌萎缩，黏膜、肌层均变薄，胃和结肠扩张，内脏易出现下垂，食管、小肠和结肠等处易发生憩室。老年人消化道组织学上的退行性变导致了老年人的消化功能及吸收功能减退。

3.7.1.5　呼吸系统

呼吸系统是人体平衡维持的"后勤、运输和卫生部门"。呼吸系统由呼吸道、肺血管、肺和呼吸肌组成；通常称鼻、咽、喉为上呼吸道，气管和各级支气管为下呼吸道。肺由肺实质和肺间质组成，前者包括支气管树和肺泡，后者包括结缔组织、血管、淋巴管和神经等。呼吸是指人和高等动物的机体同外界环境进行气体（主要为氧和二氧化碳）交换的整个过程。通过呼吸运动和血液循环，肺泡内的空气与肺部毛细血管内的静脉血之间不断地进行着物质交换。人和高等动物的呼吸，有内呼吸与外呼吸之分。前者指组织细胞与体液之间的气体交换过程，后者指血液与外界空气之间的气体交换过程。一般所称呼吸是指外呼吸。外呼吸由胸廓的节律性扩大和缩小，以及由此引起的肺被动的扩张（吸气）、回缩（呼气）来实现。

肺泡内的气体交换发生在肺泡与血液之间。当空气进入肺泡后，由于肺泡中氧的含量高于血液中氧的含量，血液中二氧化碳的含量高于肺泡中二氧化碳的含量，所以肺泡中的氧扩散进入血液，血液中的二氧化碳扩散进入肺泡。肺泡内的气体交换使血液中的氧的含量增多，二氧化碳含量减少，这种含氧丰富的血液经血液循环到达身体各处。

组织里的气体交换发生在血液与组织细胞之间。由于组织细胞不停地消耗氧并产生二氧化碳，因而组织处氧的含量低于血液中氧的含量，组织处二氧化碳的含量高于血液中二氧化碳的含量，氧就由血液扩散进入组织细胞，而组织细胞内的二氧化碳扩散进入血液。这样，组织细胞所需要的氧就源源不断地得到补充，产生的二氧化碳则被及时运走。

健康成年人安静时每分钟呼吸 16～20 次，而儿童每分钟呼吸 20～30 次；成年人每次吸入和呼出气体各约 500 毫升。人在各种不同条件下的呼吸形式也有所不同。以肋骨运动为主者称为胸式呼吸，以膈和腹壁肌运动为主者称为腹式呼吸。

3.7.1.6　循环系统

循环系统是维持人体平衡的"运输和防御部门"。循环系统是分布于全身各部的连续封闭管道系统，包括心血管系统和淋巴系统。心血管系统内循环流动的是血液，淋巴系统内流动的是淋巴。淋巴沿着一系列的淋巴管道向心脏流动，最终汇入静脉。

心血管系统包括心脏、动脉、毛细血管和静脉。心脏是血液循环的动力器官。动脉将心脏输出的血液运送到全身各器官，是离心的管道；静脉则把全身各器官的血液带回心脏，是回心的管道。毛细血管是位于小动脉与小静脉间的微细管道，管壁薄，有通透性，是进行物质交换和气体交换的场所。淋巴系统包括淋巴管和淋巴器官，是血液循环的支流，协助静脉运输体液回到循环系统，属循环系统的辅助部分。

血液循环受神经体液因素的调节，这些因素在中枢神经高级部位的整合下能使心血管系统保持适当的血压和血流，这是确保各组织器官进行正常的物质交换、维持正常的功能活动的先决条件。血液只有在全身不停地循环流动，才能完成多种功能，具有最重要的生理意义。到达各器官的各有其特点的血液循环叫作特殊区域循环或器官循环。这种循环在高等动物中以脑循环和冠状循环最为重要，因为二者的短时阻断都将导致严重的后果乃至死亡。冠脉阻断后几乎立即使心搏停止，脑循环阻断后脑细胞于 4～6 分钟后死亡。

根据血液在心血管系统中的循环途径和功能的不同，可将血液循环分为体循环（大循环）与肺循环（小循环）两部分。体循环：血液由左心室射出，经主动脉及其各级分支流向全身毛细血管网，然后流经小静脉、大静脉，汇集到上、下腔静脉，最后回流到右心房。血液在体循环中，把氧和营养物质运送到身体各组织，同时又把各组织在新陈代谢中所产生的二氧化碳和代谢产物运送到肺和排泄器官。由此可见，血液在体循环的过程中，由含氧较多的动脉血变成含氧较少而含二氧化碳较多的静脉血。肺循环：血液由右心室射出，经肺动脉及其各级分支，再经肺泡壁毛细血管网，最后经肺静脉回流到左心房。在肺循环中，血液中的二氧化碳经肺泡排出体外，而吸入肺内的氧则经肺泡进入血液，因此，血液由静脉血变为动脉血。

3.7.1.7　泌尿系统

泌尿系统由肾脏、输尿管、膀胱及尿道组成，主要功能为排泄。排泄是指机体代谢过程中将产生的各种不为机体所利用或者有害的物质向体外输送的生理过程。被排出的物质一部分是营养物质的代谢产物，另一部分是衰老的细胞破坏时所形成的废物。此外，排泄物中还包括一些随食物摄入的多余物质，如多余的水和无机盐、蛋白质等。

机体排泄的途径：①由呼吸器官排出，主要是二氧化碳和一定量的水，水以水蒸气的形式随呼出的气体排出；②从皮肤排出，主要是以汗液的形式由汗腺分泌排出体外，其中除水外，还含有氯化钠和尿素等；③以尿的形式从肾脏排出。

尿中所含的排泄物为水溶性并含有非挥发性的物质和异物，种类最多，量也很大。因而肾脏是排泄的主要器官。肾脏通过调节细胞外液量和渗透压，保留体液中的重要电解质，排出氢，维持酸碱平衡，从而保持内环境的相对稳定。因此，肾脏又是一个维持内环境稳定的重要器官。肾脏还可生成某些激素，如肾素、促红细胞生成素等，所以肾脏还具有内分泌功能。

每个肾脏大约有 100 万个肾单位。肾单位由肾小体和肾小管组成，肾小体又包括肾小球和肾小囊。其中，肾小球只能滤过除血细胞和大分子蛋白质外的血浆中的一部分水、无机盐、葡萄糖和尿素等物质，并累积在肾小囊中；这种在肾小囊中的液体称为原尿。人体每天形成的原尿约有 150 升，而每天排出的尿液一般仅为 1～1.5 升。尿的生成是在肾单位中完成的，需要经过肾小球和肾小囊内壁的滤过、肾小管的重吸收和排泄分泌等过程，其生成是持续不断的，而排尿是间断的。将尿生成的持续性转变为间断性排尿，依赖于膀胱的功能。膀胱是一个囊状结构，位于盆腔内。尿由肾脏生成后经输尿管流入膀胱，在膀胱中储存，当储存到一定量后，就会产生尿意，在神经系统的支配下，由尿道排出体外。

3.7.1.8 生殖系统

生殖系统是生物体内和生殖密切相关的器官的总称。生殖系统的功能是产生生殖细胞，繁殖新个体，分泌性激素和维持第二性征。

女性的生殖系统包括激素腺体、输卵管、卵巢、子宫及阴道。临床上常将卵巢和输卵管称为附件。女性的生殖器官是在青春期发育成熟的。卵巢的功能是产生成熟的卵子、分泌雌激素和孕激素。雌激素能促进女性生殖器官的生长发育和第二性征的出现。孕激素也称黄体酮，能促进子宫内膜的生长，从而保证受精卵的植入和维持妊娠。输卵管连于子宫底两侧，是输送卵子进入子宫的弯曲管道。阴道属于肌性管道，长6~8厘米。阴道黏膜能分泌少量液体，与子宫的一些分泌物共同构成"白带"，以保持阴道湿润，同时因为其呈弱酸性，可以防止致病细菌在阴道内繁殖，使阴道具有自净作用。子宫腔的腔壁上覆盖着子宫内膜，从青春期开始到更年期，它受卵巢分泌的激素的影响，发生周期性的脱落和出血，通过阴道流出，形成月经。如果性生活时精子从阴道进入子宫到达输卵管，并与卵子结合形成受精卵着床于子宫内膜，就可以进一步形成胚胎。因此，子宫的重要功能是产生月经和胎儿生长发育的场所。

男性生殖系统由睾丸、附睾、输精管、尿道、副性腺、阴茎和包皮等组成。睾丸的主要功能是产生精子和分泌睾酮。前者与卵子结合而成为受精卵，以繁殖后代，后者则产生维持男性第二性征的重要物质。附睾的主要功能是促进精子发育和成熟，以及储藏和运输精子。输精管因管壁肌肉很厚，具有很强的蠕动能力，其主要功能是运输和排泄精子。精囊的主要功能是分泌一种黏液，其既不产生精子，也不储藏精子。精索的主要功能是将睾丸和附睾悬吊于阴囊之内，保护睾丸和附睾不受损伤，同时随着温度变化而收缩或松弛，使睾丸适应外在环境，保持精子产生的最佳条件。射精管的主要功能是射精，射精管壁肌肉较丰富，具有强有力的收缩力，可以帮助精液射出。前列腺的主要功能是分泌前列腺液，前列腺液也是精液的组成成分之一，占精液成分的13%~32%。前列腺中的液化因子与精囊液中的凝固因子的作用完全相反，先凝固后液化，有助于生育功能的完善。尿道的主要功能是排泄尿液和精液，是尿液和精液的共同通道。阴囊的主要功能是调节温度，保持睾丸处于35℃左右的恒温环境。阴茎的主要功能是排尿、排精液和进行性交，是进行性行为的主要器官。

生殖系统的各个部位相互配合，从而保证生殖系统功能的平衡。

3.7.2 机体系统内的平衡

本部分主要介绍了人体的热平衡、人体的水平衡、口腔小环境的平衡和肠道微生态的平衡等机体内的平衡。

3.7.2.1 人体的热平衡

人体靠摄取食物获得能量以维持生命。食物被消化后释放能量，其中一部分直接以热能形式释放，以维持体温恒定，其他为机体所利用的能量最终也都转化为热能散发到体外。人体为维持正常的体温，必使产热和散热保持平衡。人体处于散热和产热平衡的状态称为人体的热平衡。

3.7.2.2 人体的水平衡

人的体液的量与年龄、性别和体形有关。成人体内总液量的 2/3 在细胞内，1/3 在细胞外。细胞外液约 3/4 存在于组织细胞的间隙，称细胞间液（组织液）；约 1/4 在血管内，称血浆。细胞间液可以分为功能性细胞间液和非功能性细胞间液。功能性细胞间液是指能够迅速和血管内液体或细胞内液进行交换、维持体液平衡的那部分液体。脑脊液、关节液等属非功能性细胞间液，在维持体内体液平衡上所起的作用很小，但在病理情况下可能增多。正常人体中的液体在各部位的分布相对恒定，它们之间不断进行交换，保持着动态平衡。腹膜炎病人腹腔内大量积液，会导致体液失衡。

正常情况下，人体每日水的摄入量与排出量是相对稳定的。通常每天通过呼吸和皮肤蒸发排出的水约 850 毫升，这部分水的排出是感觉不到的，也是不可控制的，称为不显性失水。为了消化食物，胃肠每天分泌的消化液约为 8200 毫升，但绝大部分在回肠末端和右半结肠被重吸收，只有 150 毫升左右的水随粪便排出。成人每天从肾脏排泄固体废物一般不少于 35 克，每克至少需要 15 毫升的尿液才能将其溶解后排出体外，因而每天尿量一般宜维持在 1000～1500 毫升。综上所述，正常人每天水的摄入量最低限度为 1500 毫升，这样有利于维持人体每日水的平衡。

3.7.2.3 口腔小环境的平衡

有口腔专家表示，要想营造健康的口腔环境，需要抑制口腔内的有害菌、促生口腔内的有益菌，维持口腔内有害菌与有益菌的平衡是维持口腔小环境平衡的关键。第三次全国口腔健康流行病学调查结果显示，高达 97% 的成年人正在遭受口腔问题的困扰，而产生各种口腔问题的根本原因在于多种有害菌在口腔中的"肆虐"。研究显示，有益菌及其代谢产物在预防龋齿、牙周病、口臭等方面有一定作用。因此，使用含有益菌的牙膏进行口腔日常养护，维持口腔内有害菌与有益菌的平衡，有利于维持口腔小环境的平衡。

3.7.2.4 肠道微生态的平衡

人肠道中的细菌细胞数约占人体总微生物量的78%。肠道菌类共有400~500种，可以分为原籍菌群和外籍菌群。原籍菌群多为肠道正常菌群，除细菌外，人体还存在正常病毒群、正常真菌群、正常螺旋体群等，各有其生理作用。肠道菌群最显著的特征之一是它的稳定性，它对人类抵抗肠道病原菌引起的感染性疾病有重要作用。因此，维持肠道菌群的稳定性是临床治疗肠道感染性疾病的重点。

保护机体免受外来细菌的感染主要依靠菌群的屏障作用，又叫定殖力。菌群屏障作用分为预防性屏障作用和治疗性屏障作用。前者主要通过使屏障作用使致病菌无法在肠道定殖，对抵御外来感染起一种预防和保护作用。后者类似于化学药物的治疗作用，是指虽然屏障作用的目标菌株在肠道中的定殖先于屏障菌群，但后来的屏障细菌可以将其从肠道中驱除。

正常生理状态下，正常的肠道菌群对促进人体的维生素合成、生长发育和物质代谢以及免疫防御功能都有重要的作用，是维持人体健康的必要因素，也是反映机体内环境的一面镜子。肠道菌群具有保护宿主正常的组织学和解剖学结构的作用，宿主所需的维生素、氨基酸、脂质和碳水化合物都可以从正常的肠道菌群获得。肠道菌群参与代谢的作用主要体现在其直接参与内源性蛋白质等物质的代谢过程。正常肠道菌群也有促进肠道蠕动的功能，能促进机体对营养物质的消化吸收。

综上所述，维持肠道微生态的平衡，有利于维护机体健康。

3.8 代谢平衡

本部分主要介绍糖代谢平衡、脂类代谢平衡和蛋白质代谢平衡的相关内容。

3.8.1 糖代谢平衡

糖是一类化学本质为多羟醛或多羟酮及其衍生物的有机化合物，在人体内的主要形式是葡萄糖及糖原。糖代谢主要指葡萄糖、糖原等在体内发生的一系列复杂的化学反应。葡萄糖是糖在血液中的运输形式，在机体糖代谢中占据主要地位；糖原是葡萄糖的多聚体，包括肝糖原、肌糖原和肾糖原等，是糖在体内的储存形式。葡萄糖与糖原都能在体内氧化为人体提供能量。

食物中的糖是机体中糖的主要来源，其被人体摄入后消化成单糖被吸收，经血液运输到各组织细胞进行合成代谢和分解代谢。机体内糖的代谢途径主要有葡萄糖的无氧酵解、有氧氧化、磷酸戊糖途径、糖醛酸途径、糖原合成与糖原分解、糖异生以及其他己糖代谢等。

3.8.1.1　血糖

血糖浓度是反映机体内糖代谢状况的一项重要指标。正常情况下，血糖浓度是相对恒定的。正常人空腹血浆葡萄糖浓度为 3.9~6.1 mmol/L。通常，空腹血浆葡萄糖浓度高于 7.0 mmol/L 称为高血糖，低于 3.9 mmol/L 称为低血糖。要维持血糖浓度的相对恒定，必须保持血糖的来源和去路的动态平衡。

正常人体的血糖浓度维持在一个相对恒定的水平，这对保证人体各组织器官对糖的利用非常重要，特别是脑组织。脑组织几乎完全依靠葡萄糖供能进行神经活动，血糖供应不足会使神经功能受损。正常人体内存在着精细的调节血糖来源和去路动态平衡的机制，血糖浓度的相对恒定是神经系统、内分泌系统及组织器官共同调节的结果。

3.8.1.2　血糖浓度的调节

神经系统对血糖浓度的调节主要是通过下丘脑和自主神经系统来影响相关激素的分泌，从而影响血糖水平。激素对血糖浓度的调节，主要是通过胰岛素、胰高血糖素、肾上腺素、糖皮质激素、生长激素及甲状腺激素之间的相互协同、相互拮抗来实现的。肝脏是调节血糖浓度的最主要器官。在正常血糖浓度情况下，各组织细胞通过肝细胞膜上的葡萄糖转运载体 GLUT1 和 GLUT3 摄取葡萄糖作为能量来源；当血糖浓度过高时，肝细胞膜上的 GLUT2 起作用，快速摄取过多的葡萄糖进入肝细胞，通过合成肝糖原来降低血糖浓度；血糖浓度过高也会刺激胰岛素分泌，导致肝脏、肌肉和脂肪组织细胞膜上 GLUT4 的量迅速增加，加快对血液中葡萄糖的吸收，合成肌糖原或转变成脂肪储存起来，从而降低血糖水平。当血糖浓度偏低时，肝脏通过肝糖原分解及糖异生升高血糖浓度。

3.8.2　脂类代谢平衡

脂肪又称甘油三酯，由一分子甘油和三个脂肪酸脱水缩合而成。体内脂肪酸的来源有机体自身合成与食物供给两种。某些不饱和脂肪酸，机体不能合成，要靠食物供给，称必需脂肪酸。

3.8.2.1　脂类代谢是人体内重要且复杂的生化反应

生物体内的脂肪在各种相关酶的帮助下，通过消化吸收、合成与分解，加工成机体所需要的物质，以保证正常生理功能的发挥，对生命活动具有重要意义。脂类是人体储能和供能的重要物质，也是组成生物膜的重要结构成分。脂肪代谢异常引发的疾病为现代社会的常见病。

脂肪的合成是在肝、脂肪组织、小肠中进行的，以肝的合成能力最强。合成脂肪所需的甘油及脂肪酸主要由葡萄糖代谢提供。其中，甘油由糖酵解生成的磷酸二羟丙酮转化而成，脂肪酸由糖氧化分解生成的乙酰 CoA 合成。脂肪合成后要与载体蛋白、胆固醇等结合成极低密度脂蛋白，入血运到肝外组织储存或加以利用。若肝合成的脂肪不能及时转运，会形成脂肪肝。长期饥饿，糖供应不足时，脂肪酸被大量动用，生成乙酰 CoA 氧化供能，并产生大量酮体。肝是生成酮体的器官，但不能利用酮体。

脂肪的消化主要在小肠上段，经各种酶及胆汁酸盐的作用，脂肪水解为甘油、脂肪酸等。脂类的吸收有两种：中链、短链脂肪酸构成的甘油三酯乳化后即可吸收，经由门静脉入血；长链脂肪酸构成的甘油三酯与载脂蛋白、胆固醇等结合成乳糜微粒，最后经由淋巴入血。

3.8.2.2　脂肪吸收后在人体内代谢的生化过程

脂肪吸收后在人体内的生化过程主要包括甘油三酯、磷脂、胆固醇、血浆脂蛋白四类脂类物质的代谢。这些代谢受到胰岛素、胰高血糖素、饮食营养、体内生化酶活性等复杂而精密的调控，使得脂肪转变成身体内各种精细生化反应所需要的物质成分。严重糖尿病患者，体内的葡萄糖得不到有效利用，脂肪酸会转化生成大量酮体，一旦超过肝外组织利用的能力，则可引起血中酮体的升高，导致酮症酸中毒。

因此，机体的脂类代谢平衡，有利于提高身体机能，使人体的各组织相应地处于健康及高效运转的状态。

3.8.3　蛋白质代谢平衡

蛋白质代谢是指蛋白质在细胞内的代谢途径。各种生物均含有水解蛋白质的蛋白酶或肽酶，这些酶的专一性不同，但均能破坏肽键，使各种蛋白质水解成其氨基酸成分的混合物。

3.8.3.1 蛋白质代谢途径

蛋白质代谢实现的途径有：

（1）蛋白质代谢以氨基酸为核心。细胞内液和细胞外液中所有的游离氨基酸称为游离氨基酸库，其含量不足氨基酸总量的 1％，却可反映机体氮代谢的概况。食物中的蛋白质都要降解为氨基酸才能被机体利用，体内的蛋白质也要先分解为氨基酸才能继续氧化分解或转化。

（2）游离氨基酸可合成自身蛋白质，可氧化分解释放能量，可转化为糖类或脂类，也可合成其他生物活性物质。合成蛋白质是游离氨基酸的主要用途，约占总用途的 75％，而蛋白质提供的能量占人体所需总能量的 10％～15％。

（3）氨基酸通过特殊代谢可合成体内重要的含氮化合物，如神经递质、嘌呤、嘧啶、磷脂、卟啉、辅酶等。

3.8.3.2 消化过程

外源蛋白有抗原性，需降解为氨基酸才能被吸收利用。蛋白质的消化过程可分为以下两步：

（1）胃中蛋白质的消化。胃分泌的盐酸可使食物中的蛋白质变性，容易分解消化，还可激活胃蛋白酶，保持其最适 pH 值。胃的消化作用很重要，但不是必需的，胃全切的人仍可消化蛋白质。

（2）肠是蛋白质消化的主要场所。肠分泌的碳酸氢根可中和胃酸，为胰蛋白酶、糜蛋白酶、弹性蛋白酶、羧肽酶、氨肽酶等提供合适的反应环境。肠激酶激活胰蛋白酶，再激活其他酶，所以胰蛋白酶起核心作用。外源蛋白在肠道分解为氨基酸和寡肽，经特异的氨基酸、寡肽转运系统进入肠上皮细胞，寡肽再被氨肽酶、羧肽酶和二肽酶彻底水解，进入血液。

3.8.3.3 降解蛋白

内源蛋白降解速度不同。体重 70 千克的成人每天约有 400 克蛋白质更新，进入氨基酸代谢库。内源蛋白主要在溶酶体降解，少量随消化液进入消化道降解。内源蛋白是选择性降解，半衰期与其组成和结构有关。

3.8.3.4 营养吸收

人体食用蛋白质后 15 分钟就有氨基酸进入血液，30～50 分钟浓度达到最大。氨基酸的吸收与葡萄糖类似，有以下方式：

（1）需要载体的主动转运，需要钠，消耗离子梯度的势能。

（2）基团转运，需要谷胱甘肽，每转运一个氨基酸消耗 3 个 ATP。

平衡健康论——平衡医学记述

3.8.3.5 氮平衡

氮平衡是指氮的摄入量与排出量之间的平衡状态，是研究蛋白质代谢的一个重要指标，反映了人体摄入氮和排出氮之间的关系。氮平衡基于蛋白质元素组成中氮含量比较恒定（约为16%），且食物和排泄物中含氮物质大部分来源于蛋白质。通过测定摄入食物的氮含量（摄入氮）和尿与粪便中的氮含量（排出氮）的方法，来了解蛋白质的摄入量与分解量的对比关系，可间接了解蛋白质代谢的平衡关系。

氮平衡包括零氮平衡、正氮平衡和负氮平衡三种情况。

（1）零氮平衡。摄入氮等于排出氮叫作零氮平衡。这表明体内蛋白质的合成量和分解量处于动态平衡。一般营养正常的健康成年人就属于这种情况。

（2）正氮平衡。摄入氮大于排出氮叫作正氮平衡。这表明体内蛋白质的合成量大于分解量。生长期的儿童少年、孕妇和恢复期的伤病员等就属于这种情况。所以，在这些人的饮食中应尽量多给些含蛋白质丰富的食物。

（3）负氮平衡。摄入氮小于排出氮叫作负氮平衡。这表明体内蛋白质的合成量小于分解量。慢性消耗性疾病、组织创伤和饥饿等属于这种情况。蛋白质摄入不足，会导致人体消瘦、对疾病的抵抗力降低、伤口难以愈合等。当碳水化合物供给不足，或处于病态、紧张状态时，都会影响机体的氮平衡。

3.9 内分泌平衡

人体的代谢和生理功能同时受到人体内分泌系统和神经系统的综合调节。人体内分泌系统主要通过分泌各种激素来调节人体的代谢。因此，想要人体代谢健康，人体内分泌系统控制分泌的各种激素就需要在质和量之间维持一定的平衡。如果由于某种原因使得人体某种激素产生的量过多或过少，人体的内分泌平衡就会遭到破坏，出现内分泌紊乱。

要想维持人体的内分泌平衡，需要做好以下几点：

（1）培养规律的作息时间。一般情况下，成年人每天的最佳睡眠时间是6~8小时。经常熬夜或作息不正常者不仅老得特别快，健康也会严重受损。据欧洲心脏病学会的研究显示，睡眠时间少于6小时或超过8小时都会增加患冠心病与中风的风险。早睡早起有利于维持人体生物钟的稳定，保证睡眠充足。正常情况下，人体的内分泌系统的活动具有一定的昼夜规律。这种昼夜规律稳定调节着人体的各种生理活动，使人可以在白天精力充沛，夜里睡眠安稳。如果缺乏睡眠，可能会扰乱体内的生物钟节律，打破内分泌系统的稳定；

若长期如此，容易使人出现情绪低落、精神不振等状况。

（2）每天用热水泡脚，定期泡澡。俗话说："热水洗脚，胜吃补药。"通常来说，每天用温度适宜的热水泡脚 15 分钟，有利于刺激脚上的穴位，促进人体的血液循环，调理内分泌系统，具有舒经活络、防病治病等保健效果。定期泡澡也有同样的功效。定期泡澡，每次用温度适宜的热水泡澡 3 分钟，休息 5 分钟再入浴，利用高温反复入浴的方式，可以促进血管的收缩、扩张，有利于消耗机体的能量。同时，泡澡也能促进身体角质的更新，有利于保持肌肤光滑细嫩。但需要注意的是，心脏不好的人并不适合定期泡热水澡，可以选择每天以热水泡脚，促进全身血液循环，也可以达到健身的目的。

（3）注意饮食营养均衡。营养均衡，指的是合理搭配食物。食物的合理搭配包括粗细搭配、荤素搭配、酸碱搭配等。首先，粗粮、细粮要搭配，副食品种类要多样，荤素搭配，这样有助于各种营养成分的互补，还能提高食品的营养价值和利用程度。其次，主副食搭配要注意主食主要提供热能及蛋白质，副食主要补充优质蛋白质、矿物质和维生素等。再次，饮食搭配要适应季节变化。夏季食物应清淡爽口，适当增加盐分和酸味食品，以提高食欲，补充因出汗而导致的盐分丢失。冬季饭菜可适当增加油脂含量，以增加热能。最后，一日三餐热量分配应为早餐占 30％、午餐占 40％、晚餐占 30％，以保证一天的热平衡。均衡的营养有助于维持人体内激素水平的平衡，有利于维持机体健康。

（4）适当按摩。按摩是根据中国古代传统按摩手法，结合现代科学技术，从健康角度出发，对身体进行局部刺激，通过穴位、经络或神经系统的传导，直接或间接地刺激肌肉、骨骼、关节、韧带、神经、血管，产生局部或全身性的反应。正确的按摩手法，能维持血液循环的顺畅，加速代谢，顺利处理体内废物。比如，从四肢末梢朝心脏方向按摩，可以推动淋巴及血液的流动，能使肌肉的代谢更加旺盛，向细胞提供更多的促进代谢的营养素和帮助脂肪燃烧的氧气，同时加速排出废物。

（5）适当运动。生命在于运动，而如何进行运动则大有学问。现代社会生活中，尤其是在节奏紧张、竞争激烈的大都市中，人们忙碌于工作、学习、人际交往、家庭事务，忽略了运动对保持和促进健康的重要性。于是，由于缺少运动所导致的亚健康状态、各种疾病日益显现出来。而运动是延缓衰老、防病抗病、延年益寿的重要手段，如果能坚持运动，可以有效改善亚健康状态引起的食欲不振、精神不佳，同时提高身体的免疫功能、舒缓压力、帮助睡眠。按照代谢方式的不同，运动可分为有氧运动和无氧运动。有氧运动是指人体在氧气充分供应的情况下进行的体育锻炼。即在运动过程中，人体吸入的氧气与需求相等，达到生理上的平衡状态。低强度、有节奏、持续时间长的运动基本上是有氧运动，比如走路、慢跑、长距离慢速游泳、骑自行车、跳舞等。有氧运动几乎是保持身心健康最有效、最科学的运动方式。无氧运动则是相对于有氧运动而言的。无氧运动属于力量性运动，在整个运动过程中，人体吸入的氧气少于所需的氧气。无氧运动的特点是运动强度较高、爆发力强、持续时间短等。举重、跳高、短跑以及投掷等都属于无氧运动。有研究结果显示，积极进行包括有氧运动与无氧运动在内的各种锻炼，有利于降低过早死亡的概率，降低心脏病、脑卒中、2型糖尿病、癌症等疾病的患病率。因此，我们应通过科学而适宜的运动来提高整个身体的防御能力。

（6）保持心情愉悦。当压力过大时，人容易出现紧张和焦虑，引起神经系统功能紊乱，影响激素分泌，造成内分泌功能失调。保持心情愉悦可以有效维持内分泌的平衡。要想保持心情愉悦，可以从以下几个方面着手：首先，保持积极乐观的心态，用积极的态度和良好的心态面对一切挑战，而不是一味悲观地认为自己不能战胜困难，要相信没有战胜不了的困难，没有解决不了的问题；其次，要善于遗忘，尽量让大脑只存储快乐的信息；再次，学会幽默，对待人和事要学会宽容；最后，多与他人交流。有健康专家指出，改善沮丧和焦虑的心情，可以有效保持内分泌平衡，从而使身体健康，精力更加旺盛。

3.10 免疫平衡

3.10.1 免疫平衡相关理论

免疫平衡、人的衰老、程序性细胞死亡是与免疫平衡相关的几个主要理论。

3.10.1.1 免疫平衡

众所周知，要维持机体的健康，最重要的就是要维持免疫的平衡，也可以说是维持免疫系统的平衡。当机体的免疫系统处于功能低下的状态时，就容易受到细菌、病毒的入侵，使人患病；当机体的免疫系统处于功能过强时，同样会伤害人体从而引起疾病。因此，免疫系统平衡对于维持机体健康尤为重要。

3.10.1.2 人的衰老

目前，生命科学研究领域一致认为，细胞的凋亡是机体衰老的主要原因。

人体在产生大量新细胞的同时，也会有大量陈旧细胞发生死亡，这种新旧细胞的更替往往处于一种动态平衡的状态，如果这种平衡被破坏，那么机体就会患病。这种细胞之间的动态平衡也是维持人体组织与器官之间平衡的基础。

3.10.1.3　程序性细胞死亡

细胞凋亡一般也可称为程序性细胞死亡。程序性细胞死亡是指细胞在生物体发育过程中遇到内、外环境因子刺激时，由基因所决定的细胞主动的有序的死亡方式。一般，死亡的细胞很快被邻近的细胞清除，并不会影响其他细胞的正常功能。如前所述，当这种细胞的生死之间的平衡遭到破坏的时候，机体就会患病。医学研究显示，脑卒中、自身免疫性疾病等都与程序性细胞死亡有关。进一步寻找精密调控程序性细胞死亡的机制，我们发现，最早在 1998 年就有学者提出，程序性细胞死亡是免疫调控的结果。因此，学者们认为衰老也是免疫调控的结果，机体的衰老是一种凋亡现象，可以理解为是机体的一种"自杀"行为。机体的衰老主要是机体免疫失衡的表现。

3.10.2　衰老、健康长寿与免疫失衡之间的关系

一般情况下，良好的免疫系统功能不仅可以抵抗外界有害物质的入侵，维持机体健康，还可以维持机体组织结构的形态和功能的稳定，达到抗衰老的作用。那么，良好的免疫系统功能是如何实现延缓衰老的呢？机体内的正常细胞一般携带具有标记功能的蛋白质，当蛋白质接到外界"安全"的信号后，会将信号完整传递给自体杀伤细胞，如 NK 细胞，这样自体杀伤细胞就不会攻击这类正常细胞，从而延缓衰老的发生。相反，若机体细胞缺乏此类带有标记功能的蛋白质，那么就不能将"安全"的信号再传递给机体的免疫系统，NK 细胞等自体杀伤细胞就会吞噬此类细胞，产生机体免疫损伤。损伤会造成机体发生退行性病变，造成机体的衰老。

在如今的生命科学领域，当大众在讨论生老病死的奥秘，当专家在研究艾滋病、癌症等疾病的诊治时，免疫原理均被认为起着举足轻重的作用。免疫系统可以通过机体自身的"自愈"功能，不依赖常规的药物和医疗手段对疾病进行控制，从而预防老年病、阻止致命的免疫攻击等。机体的自愈主要依赖细胞前生源（SACA）这一重要因子。SACA 是在酶的诱导下合成的一种含有丰富的强力抗氧化基团巯基的一种复合类生物素，主要含有富含巯基的不饱和脂肪酸及低分子多肽类蛋白质。SACA 具有很强的免疫监控作用，可以保护细胞膜磷脂分子免受氧自由基的攻击，保证膜性组织避免免疫修饰，重新表达对自身抗原的耐受性，从根本上终止自身免疫反应，终止免疫损伤。SACA 在机体健

康调节中的作用很广泛，有研究显示，SACA 不仅对干眼症、慢心率有功效，对调节血压、调节月经都有重要作用。而 SACA 的这些功能都是通过免疫平衡来实现的。

3.10.3　疾病与免疫平衡的关系

患病是一个极其复杂的过程，许多情况下，人体从健康到患病是一个由量变到质变的过程。当外界致病因素作用于细胞，并达到一定强度或持续一定时间，也就是说致病因素有了一定量的积累，就会引起质变性的损伤，出现功能、代谢、形态结构紊乱。免疫原性疾病指免疫反应紊乱所致的疾病，可分为两大类：一类是由于接触外部环境中某种抗原物质，使得机体反应过强产生的疾病；另一类是自身免疫性疾病，也就是免疫系统对自身的组织或细胞产生不应有的免疫反应。

当外界的细菌、病毒入侵人体时，机体中的"信息传递系统"会自动传递"危险"信号，使免疫系统产生炎症因子以抵御病原体。当"危险"信号较多时，炎症因子的产生也较多；若机体中的"信息传递系统"传递的"危险"信号被夸大，机体就会出现"过激"的免疫反应。免疫失衡常会引发自身免疫疾病。研究发现，许多自身免疫疾病的发生都与免疫系统的失衡有关，主要与Th1/Th2 之间的失衡有关，例如，类风湿关节炎主要以 Th1 反应为主，过敏性哮喘则主要以 Th2 反应为主。

目前，自身免疫疾病仍是医学难题，医学领域仍未找到能有效阻止自杀式免疫攻击的药物与方法，也很难对已经严重损伤的机体进行修复。有专家提出，可尝试运用免疫平衡原理来避免发生自身免疫疾病。避免"危险"信号的扩大，避免免疫系统产生"过激"的反应，通过机体自身免疫调控来保持免疫平衡，有利于避免疾病的发生和发展。

3.11　酸碱平衡

机体的代谢活动必须在具有适宜酸碱度的内环境中进行。正常情况下，尽管机体经常摄入一些酸性或碱性食物，在代谢过程中不断生成酸性或碱性物质，但体液的酸碱度依靠机体的缓冲和调节功能仍稳定在正常范围内。人体适宜的酸碱度用动脉血 pH 值表示，一般维持在 7.35~7.45，平均值为 7.40，在范围很窄的弱碱性环境内变动。这种维持体液相对稳定的过程，称为酸碱平衡（acid-base balance）。

疾病可引起酸碱超负荷或酸碱调节机制障碍，导致体液内环境酸碱稳态被破坏，形成酸碱平衡紊乱（acid-base disturbance）。及时发现和正确处理常常是决定治疗成败的关键。近 20 年来，由于对酸碱平衡的理论认识不断深入，血气分析等诊疗技术的普及，酸碱平衡的判断已成为临床诊疗的基本手段。

本部分描述了机体酸碱物质的来源及调节，重点解释临床实验室常见的酸碱指标，及如何结合例子判断酸碱失衡，最后简要描述了纠正酸碱失衡的临床治疗方法。

3.11.1　酸碱物质的来源

3.11.1.1　酸的来源

挥发酸，机体在代谢过程中产生最多的酸性物质是碳酸。糖、脂肪、蛋白质在其分解代谢过程中，氧化的最终代谢产物是 CO_2，其与水结合生成碳酸，碳酸可释放出 H^+，也可变成气体 CO_2，从肺排出体外，所以称为挥发酸。组织细胞代谢产生的 CO_2 的量是相当可观的。成人在安静状态下每天可产生 $300\sim400$ L CO_2，如果全部与水结合生成碳酸，并释放 H^+，相当于每天产 H^+ 15 mol 左右。运动时和代谢率增加时，CO_2 生成量会显著增加。挥发酸可以通过肺进行调节，称为酸碱的呼吸性调节。

固定酸，是指不能变成气体由肺呼出，只能通过肾由尿液排出的酸性物质，又称非挥发酸。如蛋白质分解代谢产生的硫酸、磷酸和尿酸；糖酵解生成的甘油酸、丙酮酸和乳酸，糖氧化过程生成的三羧酸；脂肪代谢产生的 β-羟丁酸等。上述物质分解代谢产生的 H^+ 每天仅 $50\sim100$ mmol，与每天产生的挥发酸相比要少得多。固定酸可以通过肾进行调节，称为酸碱的肾性调节。

3.11.1.2　碱的来源

除了酸，机体在代谢过程中也可产生碱性物质，如氨基酸脱氨基所产生的氨，这种氨经肝代谢后生成尿素。肾小管细胞泌氨以中和原尿中的 H^+。食物中，特别是蔬菜、瓜果中所含的有机酸盐，如柠檬酸盐、苹果酸盐和草酸盐，均可与 H^+ 起反应，分别转化为柠檬酸、苹果酸和草酸；Na^+ 或 K^+ 则可与 HCO_3^- 结合生成碱性盐。人体碱的生成量与酸相比少得多。

3.11.2　酸碱平衡的调节

尽管机体不断生成酸碱物质，但血液 pH 值并不发生显著的变化，这是由于机体内存在缓冲系统以及一系列调节机制在发挥作用，保持了酸碱的稳态平衡。

人体的酸碱平衡调节，以体液缓冲反应最迅速，几乎立即起反应；肺调节需 10~30 分钟起反应，持续时间长；离子交换起调节作用需 2~4 小时；肾脏需 5~6 小时，但作用强而持久。

3.11.2.1　体液缓冲系统的作用

人体有四对体液缓冲系统：碳酸氢盐（$BHCO_3/H_2CO_3$）、血浆蛋白系统（B-蛋白质/H-蛋白质）、血红蛋白系统（BHb/HHb 及 $BHbO_2/HHbO_2$）、磷酸盐（B_2HPO_4/BH_2PO_4），前两者在细胞外，后两者主要在细胞内。其用于缓冲体内多余的酸或碱，使机体的 pH 值保持相对稳定。

3.11.2.2　肺的调节作用

体液缓冲最终须依赖肺呼出 CO_2 或肾排酸保碱来维持酸碱平衡。肺主要通过调节 CO_2 排出量来控制血液中的 HCO_3^- 水平。

3.11.2.3　肾脏的调节作用

肾脏可以排除过多的 H^+ 或 HCO_3^-，调节血浆中的 HCO_3^- 浓度水平，维持血液的正常 pH 值。肾小管上皮细胞中的碳酸酐酶促使 CO_2 和 H_2O 结合生成 H_2CO_3，而 $H_2CO_3 \rightarrow H^+ + HCO_3^-$，$H^+$ 与 Na^+ 在管腔中进行交换，HCO_3^- 与 Na^+ 结合生成 $NaHCO_3$ 进入血浆。

排泌可滴定酸。尿中的 H^+ 置换出 Na_2HPO_4 中的 Na^+，使之成为 NaH_2PO_4，由肾脏排出体外。

生成和排泌氨。尿中 $H^+ + NH_3$（肾远曲小管生成）$\rightarrow NH_4$，$NH_4 +$ 酸根离子（Cl^-、SO_4^{2-}、$H_2PO_4^-$）$\rightarrow$ 盐类，由肾脏排出。肾小管滤液中的 Na^+、K^+ 被替代与 HCO_3^- 结合生成 $NaHCO_3$、$KHCO_3$ 等，被回吸收至血液中。离子交换和排泌，肾远曲小管内的 H^+ 与 K^+ 竞争性地与 Na^+ 进行交换，以调节酸碱平衡。

3.11.2.4　离子交换

HCO_3^- 与 Cl^- 可透过细胞膜自由交换。

3.11.3　测定酸碱平衡的常用指标

人体的酸碱平衡是通过复杂的生理调节来实现的。如果某些致病因素使体内的酸和碱产生过多或不足，超过了机体的生理调节能力，就会出现酸碱平衡失调。目前，临床实验室测定酸碱平衡的常用指标有以下几个。

3.11.3.1　酸碱度

酸碱度（pH 值）指体液内氢离子浓度的反对数，即 pH＝log（1/[H$^+$]），是反映体液总酸度的指标，受呼吸和代谢的共同影响。酸碱度正常值为 7.35～7.45，平均值为 7.40，静脉血 pH 值较动脉血低 0.03～0.05。酸碱度＜7.35 为酸血症；酸碱度＞7.45 为碱血症。

3.11.3.2　动脉血二氧化碳分压

动脉血二氧化碳分压（PaCO$_2$）指溶解于血浆中的 CO$_2$ 所产生的压力。其正常值为 35～45 mmHg，平均值为 40 mmHg，静脉血较动脉血高 5～7 mmHg。它是酸碱平衡呼吸因素的唯一指标。当 PaCO$_2$＞45 mmHg(6 kPa)时，应考虑为呼吸性酸中毒或代谢性碱中毒的呼吸代偿；当 PaCO$_2$＜35 mmHg(4.67 kPa)时，应考虑为呼吸性碱中毒或代谢性酸中毒的呼吸代偿。

3.11.3.3　标准碳酸氢盐和实际碳酸氢盐

标准碳酸氢盐（SB）指血标本在 37℃和血红蛋白完全氧合的条件下，用 PaCO$_2$ 为 40 mmHg 的气体平衡后所测得的血浆 HCO$_3^-$ 浓度。其正常值为 22～27 mmol/L，平均值为 24 mmol/L。正常情况下，AB＝SB；AB↑＞SB↑，见于代谢性碱中毒或呼吸性酸中毒代偿；AB↓＜SB↓，见于代谢性酸中毒或呼吸性碱中毒代偿。

实际碳酸氢盐（AB）指隔绝空气的血液标本，在实际 PaCO$_2$ 和血氧饱和度条件下所测得的血浆 HCO$_3^-$ 浓度。其正常值为 22～27 mmol/L，平均值为 24 mmol/L。动静脉血的 HCO$_3^-$ 浓度大致相等。AB 是反映酸碱平衡代谢因素的指标。[HCO$_3^-$]＜22 mmol/L，可见于代谢性酸中毒或呼吸性碱中毒代偿；[HCO$_3^-$]＞27 mmol/L，见于代谢性碱中毒或呼吸性酸中毒代偿。

3.11.3.4　缓冲碱

缓冲碱（BB）是血液中一切具有缓冲作用的碱性物质的总和。这类碱性物质包括 HCO$_3^-$、Hb、HPO$_4^{2-}$ 等。

3.11.3.5　剩余碱

剩余碱（BE）指在标准条件下（37℃、PaCO$_2$ 为 40 mmHg、Hb 为 150 g/L、SaO$_2$ 为 100％），将 1 L 全血滴定至 pH 值为 7.40 时，所用的酸或碱的量（mmol/L）。其正常值为±3 mmol/L。

3.11.3.6　二氧化碳总量

二氧化碳总量（T_{CO_2}）是实际 HCO$_3^-$ 和溶解的 CO$_2$ 量（1.2 mmol/L）的

总和。其正常值为 23~27 mmol/L。

3.11.3.7　二氧化碳结合力

二氧化碳结合力（CO_2CP）指血浆中呈化合状态的 CO_2 的量，理论上应与 HCO_3^- 浓度大致相等，但因有 $NaHCO_3$ 等因素的干扰，实际比 HCO_3^- 浓度偏高。其意义同 HCO_3^- 浓度值。

3.11.3.8　氧分压

氧分压（PO_2）指血浆中物理溶解的氧分子所产生的压力。其正常值为 80~100 mmHg(10.63~13.33 kPa)，随年龄增加而下降。

3.11.3.9　阴离子间隙

阴离子间隙（AG）是按 $AG = [Na^+] - ([HCO_3^-]+[Cl^-])$ 计算所得。其真正含义反映了未测定阳离子（UC）和未测定阴离子（UA）之差。AG 升高的最常见原因是体内存在过多的 UA，即乳酸根、丙酮酸根、磷酸根、硫酸根等。当 UA 在体内蓄积必定要取代 HCO_3^-，使 HCO_3^- 浓度下降，称为高 AG 型代谢性酸中毒。临床上的重要意义是，AG 升高代表了高 AG 型代谢性酸中毒。AG 在酸碱失衡判断中的主要用途是可判断以下六种类型的酸碱失衡：①高 AG 型代谢性酸中毒；②代谢性碱中毒并高 AG 型代谢性酸中毒；③混合性代谢性酸中毒；④呼吸性酸中毒并高 AG 型代谢性酸中毒；⑤呼吸性碱中毒并高 AG 型代谢性酸中毒；⑥三重酸碱失衡。

在临床应用中，必须注意以下四点：计算 AG 时强调同步测定动脉血气和血电解质；排除实验误差引起的假性 AG 升高（因为 AG 是根据 Na^+ 浓度、HCO_3^- 浓度、Cl^- 浓度三项参数计算所得，因此该三项参数中任何一项存在测定误差均可引起 AG 升高）；结合临床综合判断；AG 升高的标准。国内外文献有报道，AG 正常范围为 8~16 mmol/L，凡是 AG>16 mmol/L，应考虑高 AG 型代谢性酸中毒存在。动态监测所得的 AG 值意义更大。

必须明确，AG 之所以能判断含有高 AG 型代谢性酸中毒的混合性酸碱失衡，关键是体内所有的电解质变化均符合电中和原理，即阴阳离子电荷总数相等及阳离子或阴离子的电荷总数维持在一相对恒定数。根据电中和原理，可揭示以下规律：

（1）高 AG 型代谢性酸中毒：$\Delta[HCO_3^-]\downarrow=\Delta AG\uparrow$。

（2）高氯性代谢性酸中毒：$\Delta[HCO_3^-]\downarrow=\Delta[Cl^-]\uparrow$。呼吸性碱中毒引起的代偿性 $[HCO_3^-]\downarrow$ 也符合此规律。

（3）代谢性碱中毒：$\Delta[HCO_3^-]\uparrow=\Delta[Cl^-]\downarrow$。呼吸性酸中毒引起的代偿性

$[HCO_3^-]$↑也符合此规律。

一旦 $\Delta[HCO_3^-]\downarrow\neq\Delta AG\uparrow$ 或 $\Delta[HCO_3^-]\downarrow\neq\Delta[Cl^-]\uparrow$，均应考虑混合性酸碱失衡的可能。即：

（4）混合型代谢性酸中毒时，$\Delta[HCO_3^-]\downarrow=\Delta[Cl^-]\uparrow+\Delta AG\uparrow$。

（5）代谢性碱中毒＋高 AG 型代谢性酸中毒时，$\Delta[HCO_3^-]\neq\Delta AG$，其中 $\Delta[HCO_3^-]$ 与 ΔAG 的差值部分应考虑为代谢性碱中毒。

（6）三重酸碱失衡时，影响 HCO_3^- 浓度的因素有三种：呼吸因素引起的 HCO_3^- 浓度的变化符合 $\Delta[HCO_3^-]=\Delta[Cl^-]$；代谢性碱中毒引起的 HCO_3^- 浓度的变化也符合 $\Delta[HCO_3^-]\uparrow=\Delta[Cl^-]\downarrow$；高 AG 型代谢性酸中毒符合 $\Delta[HCO_3^-]\downarrow=\Delta AG\uparrow$。

3.11.3.10　潜在 HCO_3^-

潜在 HCO_3^- 是近几年提出的新概念，是指为了正确反映高 AG 型代谢性酸中毒时的等量 $[HCO_3^-]\downarrow$ 提出的潜在 HCO_3^- 的概念。用公式表示：潜在 $[HCO_3^-]=$实测$[HCO_3^-]+\Delta AG$。其意义可揭示代谢性碱中毒＋高 AG 型代谢性酸中毒和三重酸碱失衡中的代谢性碱中毒存在。若忽略计算 AG、潜在 HCO_3^-，常可延误混合性酸碱失衡中的代谢性碱中毒的判断。要理解上述意义，必须牢记：

（1）高氯性代谢性酸中毒：$\Delta[HCO_3^-]\downarrow=\Delta[Cl^-]\uparrow$，$\Delta AG$ 不变。

（2）高 AG 型代谢性酸中毒：$\Delta[HCO_3^-]\downarrow=\Delta AG\uparrow$；$\Delta[Cl^-]$ 不变。

（3）代谢性碱中毒和呼吸性酸中毒时 HCO_3^- 浓度代偿性增高，符合 $\Delta[HCO_3^-]\uparrow=\Delta[Cl^-]\downarrow$，$\Delta AG$ 不变。

（4）呼吸性碱中毒引起的 HCO_3^- 浓度代偿性降低，符合 $\Delta[HCO_3^-]\downarrow=\Delta[Cl^-]\uparrow$，$\Delta AG$ 不变。

根据上述代偿规律，呼吸性酸中毒型三重酸碱失衡时，呼吸性酸中毒时 HCO_3^- 浓度代偿性增高，符合：$\Delta[HCO_3^-]\uparrow=\Delta[Cl^-]\downarrow$；高 AG 代谢性酸中毒：$\Delta[HCO_3^-]\downarrow=\Delta AG\uparrow$；呼吸性碱中毒：$\Delta[HCO_3^-]\uparrow=\Delta[Cl^-]\downarrow$。三者混合必符合：$\Delta[HCO_3^-]=\Delta[Cl^-]+\Delta AG$。即 HCO_3^- 浓度的变化反映了：①呼吸性酸中毒引起的代偿性 $[HCO_3^-]\uparrow$；②代谢性碱中毒的原发 $[HCO_3^-]\uparrow$；③高 AG 型代谢性酸中毒的原发 $[HCO_3^-]\downarrow$。由此可见，实测 HCO_3^- 浓度包括了高 AG 型代谢性酸中毒时引起的 $[HCO_3^-]\downarrow$。为了正确反映高 AG 型代谢性酸中毒时的等量 $[HCO_3^-]\downarrow$，提出了潜在 HCO_3^- 这一概念，假如机体没有高 AG 型代谢性酸中毒时，机体应有 HCO_3^- 浓度值，即潜在 $[HCO_3^-]=$实测

［HCO_3^-］+ΔAG。因此在判断三重酸碱失衡中呼吸性酸中毒或呼吸性碱中毒的代偿程度时，应该用潜在 HCO_3^- 与预计 HCO_3^- 值相比较，不应用实测 HCO_3^- 与预计 HCO_3^- 相比较。潜在 HCO_3^- 的作用就是揭示被高 AG 型代谢性酸中毒所掩盖的三重酸碱失衡中的代谢性碱中毒存在。

3.11.4 酸碱失衡的判断方法及举例

3.11.4.1 核实实验结果误差

首先要核实实验结果是否有误差。pH 值、$PaCO_2$、HCO_3^- 浓度三个变量一定符合 H−H 公式（pH 值=PK+log［HCO_3^-］/$\alpha \times PaCO_2$）。为便于计算可用 Henderson 公式来判断，即 ［H^+］ = 24 × $PaCO_2$（mmHg）/［HCO_3^-］（mmol/L）。pH 值与［H^+］的换算关系：在 7.10～7.50 的范围内，pH 值每变动 0.01 单位，等于［H^+］往反方向变化 1 mmol/L，先将 pH 值换算成［H^+］。pH 值为 7.40 时，［H^+］为 40 mmol/L。然后将［H^+］、$PaCO_2$、［HCO_3^-］三个变量代入 Henderson 公式来判断。其方法简单，便于临床使用。

举例 1：pH 值 7.40、$PaCO_2$ 40 mmHg、［HCO_3^-］24 mmol/L。判断：pH 值为 7.40 即［H^+］为 40 mmol/L，将数值代入 Henderson 公式，40=24×40/24，等式成立，表示此结果是正确的。

举例 2：pH 值 7.35、$PaCO_2$ 60 mmHg、［HCO_3^-］36 mmol/L。判断：pH 值 7.35 比 7.40 下降 0.05 单位，故［H^+］应比 40 mmol/L 高 5 mmol/L，即为45 mmol/L。将数值代入 Henderson 公式，45≠24×60/36，等式不成立，表示此结果有误差。

3.11.4.2 分清原发与继发（代偿）变化

酸碱失衡代偿必须遵循的规律：①$PaCO_2$、HCO_3^- 浓度任何一个变量的原发变化均可引起另一个变量的同向代偿变化，即原发 HCO_3^- 浓度升高，必有代偿的 $PaCO_2$ 升高；原发 HCO_3^- 浓度下降，必有代偿的 $PaCO_2$ 下降。反之亦然。②原发失衡变化必大于代偿变化。

根据上述代偿规律，可以得出以下结论：①原发失衡决定了 pH 值是偏酸抑或偏碱。②HCO_3^- 浓度和 $PaCO_2$ 呈相反变化，必有混合性酸碱失衡存在。③HCO_3^- 浓度和 $PaCO_2$ 明显异常同时伴 pH 值正常，应考虑有混合性酸碱失衡存在。牢记上述代偿规律和结论，对于正确判断酸碱失衡是极其重要的。根据上述代偿规律和结论，一般地说，单纯性酸碱失衡的 pH 值是由原发失衡所决定的。如果 pH 值<7.40，提示原发失衡可能为酸中毒；pH 值>7.40，提示原发失衡可能为碱中毒。

举例 1：pH 值 7.32、$PaCO_2$ 30 mmHg、$[HCO_3^-]$ 15 mmol/L。分析：$PaCO_2$ 30 mmHg<40 mmHg，可能为呼吸性碱中毒；$[HCO_3^-]$ 15 mmol/L<24 mmol/L，可能为代谢性酸中毒；但因 pH 值 7.32<7.40 偏酸，结论：代谢性酸中毒。

举例 2：pH 值 7.45、$PaCO_2$ 48 mmHg(6.47 kPa)、$[HCO_3^-]$ 32 mmol/L。分析：$PaCO_2$ 48 mmHg>40 mmHg，可能为呼吸性酸中毒；$[HCO_3^-]$ 32 mmol/L>24 mmol/L，可能为代谢性碱中毒；但因 pH 值 7.45>7.40 偏碱，结论：代谢性碱中毒。

举例 3：pH 值 7.42、$PaCO_2$ 29 mmHg(3.87 kPa)、$[HCO_3^-]$ 19 mmol/L。分析：$PaCO_2$ 29 mmHg<40 mmHg，可能为呼吸性碱中毒；$[HCO_3^-]$ 19 mmol/L<24 mmol/L，可能为代谢性酸中毒；但因 pH 值 7.42>7.40 偏碱，结论：呼吸性碱中毒。

举例 4：pH 值 7.35、$PaCO_2$ 60 mmHg(8 kPa)、$[HCO_3^-]$ 32 mmol/L。分析：$PaCO_2$ 60 mmHg>40 mmHg，可能为呼吸性酸中毒；$[HCO_3^-]$ 32 mmol/L>24 mmol/L，可能为代谢性碱中毒；但因 pH 值 7.35<7.40 偏酸，结论：呼吸性酸中毒。

3.11.4.3 分析单纯性和混合性酸碱失衡

根据上述代偿规律可知：

(1) $PaCO_2$ 升高同时伴 HCO_3^- 浓度下降，肯定为呼吸性酸中毒并代谢性酸中毒。

举例 1：pH 值 7.22、$PaCO_2$ 50 mmHg(6.67 kPa)、$[HCO_3^-]$ 20 mmol/L。分析：$PaCO_2$ 50 mmHg>40 mmHg，而 $[HCO_3^-]$ 20 mmol/L<24 mmol/L。结论：呼吸性酸中毒并代谢性酸中毒。

(2) $PaCO_2$ 下降同时伴 HCO_3^- 浓度升高，肯定为呼吸性碱中毒并代谢性碱中毒。

举例 2：pH 值 7.57、$PaCO_2$ 32 mmHg(4.27 kPa)、$[HCO_3^-]$ 28 mmol/L。分析：$PaCO_2$ 32 mmHg<40 mmHg，而 $[HCO_3^-]$ 28 mmol/L>24 mmol/L。结论：呼吸性碱中毒并代谢性碱中毒。

(3) $PaCO_2$ 和 HCO_3^- 浓度明显异常同时伴 pH 值正常，应考虑有混合性酸碱失衡的可能，要进一步确诊可用单纯性酸碱失衡预计代偿公式。

举例：pH 值 7.37、$PaCO_2$ 75 mmHg(10 kPa)、$[HCO_3^-]$ 42 mmol/L。分析：$PaCO_2$ 75 mmHg 明显大于 40 mmHg；$[HCO_3^-]$ 42 mmol/L 明显大于 24 mmol/L，但 pH 值 7.37 在正常范围内，提示有混合性酸碱失衡的可能。用单纯性酸碱失衡预计代偿公式判断 $PaCO_2$ 75 mmHg > 40 mmHg，提示有呼吸性酸中毒的可能。用呼吸性酸中毒预计代偿公式计算 $\Delta[HCO_3^-]=0.35 \times \Delta PCO_2 \pm 5.58 = 0.35 \times (75-40) \pm 5.58 = 12.25 \pm 5.58$，预计 $[HCO_3^-]=24+12.25 \pm 5.58 = 36.25 \pm 5.58 = 30.67 \sim 41.83$ mmol/L；实测 $[HCO_3^-]$ 42 mmol/L > 41.83 mmol/L，提示代谢性碱中毒存在。结论：呼吸性酸中毒并代谢性碱中毒。

正确认识混合性酸碱失衡的关键是要正确地应用酸碱失衡预计代偿公式、AG 和潜在 HCO_3^-。目前在临床上使用的酸碱失衡预计代偿公式较多，要做到正确使用，必须遵从以下步骤：

(1) 必须首先通过动脉血 pH 值、$PaCO_2$、$[HCO_3^-]$ 三个参数结合临床，确定该酸碱失衡是否为原发失衡。

(2) 根据原发失衡选用合适公式。

(3) 将公式计算所得结论与实测 HCO_3^- 或 $PaCO_2$ 相比做出判断。凡是落在公式计算代偿范围内判断为单纯性酸碱失衡，落在公式计算代偿范围外判断为混合性酸碱失衡。

(4) 若为并发高 AG 代谢性酸中毒的混合性酸碱失衡，则应计算潜在 HCO_3^-，将潜在 HCO_3^- 替代实测 HCO_3^- 与公式计算所得的预计 HCO_3^- 相比较。

3.11.4.4 用单纯性酸碱失衡预计代偿公式来判断

举例 1：pH 值 7.53、$PaCO_2$ 42 mmHg(5.2 kPa)、$[HCO_3^-]$ 32 mmol/L。分析：① $[HCO_3^-]$ 32 mmol/L > 24 mmol/L、pH 值 7.53 > 7.40，提示有代谢性碱中毒的可能。②选用代谢性碱中毒预计代偿公式计算 $\Delta PaCO_2 = 0.9 \times \Delta[HCO_3^-] \pm 5 = 0.9 \times (32-24) \pm 5 = 7.2 \pm 5$；预计 $PaCO_2 = $ 正常 $PaCO_2 + \Delta PaCO_2 = 40 + 7.2 \pm 5 = 47.2 \pm 5 = 42.2 \sim 52.2$ mmHg，实测 $PaCO_2$ 42 mmHg < 42.2 mmHg，提示呼吸性碱中毒成立。虽然此时实测 $PaCO_2$ 42 mmHg 在正常范围内，但仍可诊断为在原发代谢性碱中毒的基础上合并相对呼吸性碱中毒。

举例 2：pH 值 7.39、$PaCO_2$ 24 mmHg (3.2 kPa)、$[HCO_3^-]$ 14 mmol/L。分析：① $[HCO_3^-]$ 14 mmol/L < 24 mmol/L、$PaCO_2$ 24 mmHg < 40 mmHg，pH 值 7.39 < 7.40，提示代谢性酸中毒存在。②选用代谢性酸中毒预计代偿公式计算 $PaCO_2 = 1.5 \times [HCO_3^-] + 8 \pm 2 = 1.5 \times 14 + 8 \pm 2 = 21 + 8 \pm 2 = 29 \pm 2 = 27 \sim$

31 mmHg；实测 $PaCO_2$ 24 mmHg$<$27 mmHg，提示呼吸性碱中毒存在。虽然 pH 值 7.39 在正常范围内，但仍可诊断为呼吸性碱中毒并代谢性酸中毒。

3.11.4.5　结合临床表现、病史综合判断

动脉血气分析虽对酸碱失衡的判断甚为重要，但单凭一张血气分析报告单作出的诊断有时难免存在误差。为使诊断符合病人的情况，必须结合临床、其他检查及多次动脉血气分析的动态观察结果进行综合分析。

举例：pH 值 7.45、$PaCO_2$ 52 mmHg(6.93 kPa)、$[HCO_3^-]$ 35 mmol/L。分析：根据动脉血气分析结果，判断为 $[HCO_3^-]$ 35 mmol/L$>$24 mmol/L，可能为代谢性碱中毒 $PaCO_2$ 52 mmHg$>$40 mmHg，可能为呼吸性酸中毒；但因 pH 值 7.45$>$7.40，偏碱。结论：代谢性碱中毒。若按代谢性碱中毒预计代偿公式计算，预计 $PaCO_2=$ 正常 $PaCO_2+\Delta PaCO_2=40+0.9\times\Delta[HCO_3^-]\pm5=40+0.9\times(35-24)\pm5=49.9\pm5=44.9\sim54.9$ mmHg(5.99$\sim$7.32 kPa)；实测 $PaCO_2$ 52 mmHg 在此代偿范围内。结论：代谢性碱中毒。但是结合病史，此病人是肺源性心脏病人，原有血气分析结果为呼吸性酸中毒，经呼吸机和积极抗感染改善通气治疗后，病情有明显改善。故应判断为呼吸性酸中毒并代谢性碱中毒，也可称之为 CO_2 排出后碱中毒。

必须牢记，作出混合性酸碱失衡判断时须联合使用预计代偿公式、AG 和潜在 HCO_3^-。具体步骤为：

（1）先用预计代偿公式计算出 $[HCO_3^-]$ 或 $PaCO_2$ 的代偿范围，判断其是单纯性或混合性酸碱失衡。

（2）计算 AG，判断是否并发高 AG 型代谢性酸中毒。

（3）计算潜在 HCO_3^-，揭示代谢性碱中毒并高 AG 型代谢性酸中毒和三重酸碱失衡中的代谢性碱中毒存在。即要判断并发高 AG 型代谢性酸中毒的混合性酸碱失衡中的代谢性碱中毒存在，必须计算潜在 HCO_3^-，用潜在 HCO_3^- 替代实测 HCO_3^- 与预计代偿公式计算所得的预计 HCO_3^- 相比较，若潜在 HCO_3^- 大于预计 HCO_3^-，即可判断并发代谢性碱中毒存在。

（4）结合临床综合判断。

3.11.5　酸碱失衡的类型及纠正

3.11.5.1　酸碱失衡的类型

随着 AG 和潜在 HCO_3^- 的概念在酸碱失衡领域的应用，到目前为止，有以下几种酸碱失衡存在：①代谢性酸中毒；②代谢性碱中毒；③呼吸性酸中

毒；④呼吸性碱中毒；⑤呼吸性酸中毒并代谢性碱中毒；⑥呼吸性酸中毒并代谢性酸中毒；⑦呼吸性碱中毒并代谢性碱中毒；⑧呼吸性碱中毒并代谢性酸中毒；⑨混合性代谢性酸中毒，包括高 AG＋高氯性代谢性酸中毒；⑩代谢性酸中毒并代谢性碱中毒；⑪三重酸碱失衡，包括呼吸性酸中毒＋代谢性碱中毒＋高 AG 型代谢性酸中毒（呼吸性酸中毒型三重酸碱失衡）和呼吸性碱中毒＋代谢性碱中毒＋高 AG 型代谢性酸中毒（呼吸性碱中毒型三重酸碱失衡）。临床上，只能对并发高 AG 型代谢性酸中毒的三重酸碱失衡作出判断，对高氯性代谢性酸中毒的三重酸碱失衡缺乏有效的判断手段。

3.11.5.2　酸碱失衡的纠正

原发病因和相应的处理：

（1）严重缺氧：可引起呼吸性碱中毒、代谢性酸中毒、呼吸性碱中毒并代谢性碱中毒、呼吸性碱中毒型三重酸碱失衡、呼吸性酸中毒并代谢性酸中毒（晚期）。

（2）休克。

（3）慢性呼吸衰竭（如 COPD）：呼吸性酸中毒、呼吸性酸中毒并代谢性碱中毒、呼吸性酸中毒型三重酸碱失衡、呼吸性酸中毒并代谢性酸中毒。

（4）电解质紊乱。

（5）高血糖。

（6）肾功能不全或衰竭。

补碱适应证：代谢性酸中毒；严重呼吸性酸中毒（pH 值<7.20）；呼吸性酸中毒并代谢性酸中毒。方法：依据血气分析 HCO_3^- 浓度值，补碱量（mmol/L）=（正常$[HCO_3^-]$－实测$[HCO_3^-]$）×0.2×体重（kg）。

去酸：呼吸机，纠正缺氧、排出二氧化碳；血液净化（肾功能不全者）；控制含氮饮食；胃肠道泻药。

参考文献

伯恩坦，索尼. 欧氏重症监护手册［M］. 朱曦，么改琦，译. 北京：北京大学医学出版社，2014.

陈姗姗，许健，王静. 雾霾天气对呼吸系统的影响［J］. 大家健康（上旬版），2016，10（4）：5.

崔凯. α－亚麻酸与健康［J］. 食品与生活，1999（1）：22.

党瑞丽，郭玉金，蔡骅琳，等. 维生素 D 对神经发育的影响及其与精神分裂症的关系［J］.

中华脑科疾病与康复杂志（电子版），2015，5（6）：439－442.

邓开伯. 心脏交感神经重塑与围梗死期心律失常的关联 [J]. 中国心脏起搏与心电生理杂志，2009，23（1）：6－7.

邓农. 全血糖化血红蛋白定量检测对糖尿病患者的临床意义 [J]. 中华医学研究杂志，2012（3）：65－66.

董雪梅. 消化系统疾病的临床治疗 [J]. 医学信息，2015，28（46）：421－422.

范红，陈雪融. 简明临床血气分析 [M]. 北京：人民卫生出版社，2017.

范少光，丁桂凤. 神经内分泌和免疫系统之间的相互调节作用（一）[J]. 生物学通报，2000，35（3）：1－3.

冯建章. 当代心脏病学 [M]. 广州：广东教育出版社，2000.

冯志强. 精神分裂症的认知障碍与脑影像 [J]. 中国伤残医学，2016，24（7）：31－33.

顾庆，刘志民. 运动和代谢综合征 [J]. 第二军医大学学报，2015，36（4）：434－438.

顾寿全，奚晓岚，程灶火，等. 大学生大五人格与心理健康的关系 [J]. 中国临床心理学杂志，2014，22（2）：354－356.

何泽涌. 细胞膜物质运输与细胞膜受体——细胞膜的结构与功能及其有关问题（二）[J]. 生物化学与生物物理进展，1976（4）：25－31.

侯应龙，Scherlag B，周菁，等. 心脏神经丛消融在心房颤动治疗中的作用 [J]. 中国心脏起搏与心电生理杂志，2005，19（6）：427－431.

黄文明. 应激条件下线虫溶酶体脂质代谢及进食行为的细胞分子机制研究 [D]. 武汉：华中科技大学，2014.

江绍基，吴裕炘. 老年人消化道疾病 [J]. 上海医学，1981（8）.

金惠铭. 病理生理学 [M]. 北京：人民卫生出版社，2002.

柯钰婷，周文华. 运动干预药物依赖的神经生物学机制研究进展 [J]. 中国药理学与毒理学杂志，2015，29（4）：599－606.

孔怡琳，张海波，张玉佩，等. 从免疫平衡探讨肿瘤的防治 [J]. 山东中医杂志，2011（3）：155－157.

李宁秀. 社会医学 [M]. 成都：四川大学出版社，2003.

李晓彬，周理云，林秋红. 营养与膳食 [M]. 武汉：华中科技大学出版社，2013.

林丹华. 积极青少年发展视角下的心理健康预防与促进 [J]. 中国学校卫生，2018，39（6）：801－804.

刘安诺，彭巧君. 2 型糖尿病患者输注不同比例配制的葡萄糖胰岛素溶液对血糖的影响 [J]. 中国实用护理杂志，2009，25（11）：28－29.

刘飞，梁学军，刘聪敏. 有氧运动疗法对轻中度抑郁障碍的影响 [J]. 中国疗养医学，2017，26（1）：43－44.

刘虹. 人体运动系统的组成及疾病 [J]. 健康指南：中老年，2011（4）：56－58.

刘静，龙建纲，刘健康. 运动与氧化还原信号调控 [J]. 生理科学进展，2014（4）：

263-266.

刘文莉. 人体的生殖系统 [J]. 健康指南：中老年，2011 (12)：53-55.

刘晓娜，冯鑫. 浅析人体内分泌系统对维护身体健康的作用 [J]. 临床医药文献电子杂志，
　　2018，5 (21)：186-187.

罗慰慈. 现代呼吸病学 [M]. 北京：人民军医出版社，1997

毛一雷，杜顺达，蒋朱明. 肠道微生态平衡、免疫功能及对临床结局的影响 [J]. 中华临
　　床营养杂志，2007，15 (6)：375-379.

南会兰. 儿茶酚胺与心脏疾病 [J]. 中国心血管杂志，2001，6 (5)：303-305.

钱桂生，任成山，徐剑铖. 实用血气分析及酸碱紊乱治疗学 [M]. 郑州：郑州大学出版
　　社，2014.

尚红，王毓三，申子瑜. 全国临床检验操作规程 [M]. 4 版. 北京：人民卫生出版
　　社，2015.

石艳静. 食品中蛋白质测定方法及样品消化过程的改进 [J]. 职业与健康，2008，24 (1)：
　　22-23.

世界卫生组织、联合国粮农组织，膳食、营养和慢性疾病预防 [R]. 世界卫生组织和粮农
　　组织联合专家磋商会报告，2003.

宋蕾蕾. 人体动态平衡能力测试系统的研制与实验研究 [D]. 烟台：鲁东大学，2016.

苏竞梅. 如何预防内分泌失调 [J]. 人人健康，2016 (5)：67.

孙庆伟，荀成. 人体水平衡的调节 [J]. 健康文摘，2008 (3)：45.

王丽. 谈谈神经系统的健康管理 [J]. 健康指南：中老年，2017 (9)：25-26.

王丽琴，赵凤华，孟昭健. 中老年人的心理特点与健康指导 [J]. 中国现代药物应用，
　　2009，3 (11)：202-203.

王兴国. 保持氮平衡身体才健康 [J]. 健康指南：医疗保健服务，2016 (3)：40.

王雅琴. 中链甘油三酯、三油酸甘油酯对大鼠主动脉血管平滑肌细胞增殖的影响 [D]. 重
　　庆：重庆医科大学，2014.

吴清才，金星国. 人体热平衡的生物物理分析 [J]. 中华航空航天医学杂志，1999，10
　　(1)：58-61.

吴亚飞，孙晓洁. 临床营养学 [M]. 郑州：郑州大学出版社，2014.

向定成. 实用心脏负荷试验手册 [M]. 北京：人民军医出版社，1999.

谢曼青，张燕，王含，等. 多系统萎缩伴抗利尿激素分泌不当综合征三例临床分析 [J].
　　中国现代神经疾病杂志，2017，17 (2)：133-137.

薛启亮，刘占东. 长期应激状态所致皮质-间脑综合征 [J]. 临床心身疾病杂志，2015
　　(1)：110-113.

杨国华，程红. 脊椎动物的呼吸系统 [J]. 生物学通报，2002，37 (5)：29-30.

杨汉博. 胆汁酸——脂肪消化促进剂 [J]. 饲料广角，2008 (11)：49-50.

于康. 临床营养治疗学 [M]. 2 版. 北京：中国协和医科大学出版社，2010.

袁立. 人体营养素的来源 [J]. 初中生学习（低），2015 (6)：20.

袁晓丽，李涛. 自噬与肿瘤蛋白质代谢 [J]. 肿瘤代谢与营养电子杂志，2016，3 (4)：204－206.

张健. 浅谈大学生心理健康教育 [J]. 中国学校卫生，2000，21 (2)：122.

张鑫愉，牛燕媚，傅力. 运动与代谢性炎症反应 ——有氧运动改善机体代谢机制研究进展 [J]. 中国运动医学杂志，2018，37 (1)：66－69.

章可可，周学东，徐欣. 口腔中过氧化氢的来源及在微生态平衡中的作用 [J]. 华西口腔医学杂志，2017，35 (2)：215－220.

周光延. 人们常说的泌尿系统由哪些器官组成? 其功能是什么? [J]. 中国农村医学，1992 (3).

周建芝，张海杰，穆树敏. A 型性格冠心病患者的抑郁状态分析及心理干预评价 [J]. 山东医药，2011，51 (24)：94－95.

周玉林. 第九讲 循环系统 [J]. 中国社区医师，1986 (4).

朱蕾，樊嘉. 围手术期的呼吸生理变化和肺部常见并发症 [J]. 中国呼吸与危重监护杂志，2005，4 (6)：410－412.

Ballantyne C M, Hoogeveen R C, Bang H, et al. Lipoprotein-associated phospholipase A2, high-sensitivity C-reactive protein, and risk for incident coronary heart disease in middle-aged men and women in the Atherosclerosis Risk in Communities (ARIC) study [J]. Circulation, 2004, 109 (7)：837－842.

Brand S, Holsboer-Trachsler E, Naranjo J R, et al. Influence of mindfulness practice on cortisol and sleep in long-term and short-term meditators [J]. Neuropsychobiology, 2012, 65 (3)：109－118.

Chang M Y, Yeh S C, Chu M C, et al. Associations between Tai Chi Chung program, anxiety, and cardiovascular risk factors [J]. American Journal of Health Promotion, 2013 , 28 (1)：16－22.

Fahey A J, Paramalingam N, Davey R J, et al. The effect of a short sprint on postexercise whole-body glucose production and utilization rates in individuals with type 1 diabetes mellitus [J]. The Journal of Clinical Endocrinology and Metabolism, 2012, 97 (11)：4193－4200.

Falck R S, Davis J C, Liu-Ambrose T. What is the association between sedentary behaviour and cognitive function? A systematic review [J]. British Journal of Sports Medicine, 2016, 51 (10)：800－811.

Green G M, Jakab G J, Low R B, et al. Defense mechanisms of the respiratory membrane [J]. American Review of Respiratory Disease, 1977, 115 (3)：479－514.

Hackett M L, Pickles K. Part I：frequency of depression after stroke：an updated systematic review and meta-analysis of observational studies [J]. International Journal of Stroke：Official Journal of the International Stroke Society, 2014, 9 (8)：1017－1025.

Hart R P, Martelli M F, Zasler N D. Chronic pain and neuropsychological functioning [J]. Neuropsychology Neview, 2000, 10 (3): 131－149.

Hunter G R, Brock D W, Byrne N M, et al. Exercise training prevents regain of visceral fat for 1 year following weight loss [J]. Obesity (Silver Spring), 2010, 18 (4): 690－695.

John E Hall. Guyton and Hall Textbook of Medical Physiology [M]. 13th Edition. Philadelphia: Saunders, 2011.

Kakanis M, Peake J, Hooper S, et al. The open window of susceptibility to infection after acute exercise in healthy young male elite athletes [J]. Journal of Science and Medicine in Sport, 2010, 13 (1): 85－86.

Kodama S, Saito K, Tanaka S, et al. Cardiorespiratory fitness as a quantitative predictor of all-cause mortality and cardiovascular events in healthy men and women: a meta-analysis [J]. The Journal of the American Medical Association, 2009, 301 (19): 2024－2035.

Lawrence A J, Chung A W, Morris R G, et al. Structural network efficiency is associated with cognitive impairment in small-vessel disease [J]. Neurology, 2014, 83 (4): 304－311.

Lee L T, Tsai H C, Chi M H, et al. Lower availability of striatal dopamine transporter in generalized anxiety disorder: a preliminary two-ligand SPECT study [J]. Int Clin Psychopharmacol, 2015, 30 (3): 175－178.

Martinez D G, Nicolau J C, Lage R J, et al. Effects of long-term exercise training on autonomic control in myocardial infarction patients [J]. Hypertension, 2011, 58 (6): 1049－1056.

Paredi P, Goldman M, Alamen A, et al. Respiratory Resistance [J]. Anesthesiology, 2010, 28: 263－267.

Pellecchia M T, Picillo M, Santangelo G, et al. Cognitive performances and DAT imaging in early Parkinson's disease with mild cognitive impairment: a preliminary study [J]. Acta neurologica Scandinavica, 2015, 131 (5): 275－281.

Smith J K, Dykes R, Douglas J E, et al. Long-term exercise and atherogenic activity of blood mononuclear cells in persons at risk of developing ischemic heart disease [J]. The Journal of the American Medical Association, 1999, 281 (18): 1722－1727.

Vinay Kumar, Abul Abbas, Jon Aster?, et al. Robbins Basic Pathology [M]. 10th Edition. Philadelphia: Saunders, 2017.

West J B. Respiratory physiology: The essentials [M]. 8th Edition. Philadelphia: Lippincott Williams & Wilkins , 2008.

Yang G, Lai C S W, Cichon C, et al. Sleep promotes branch-specific formation of dendritic spines after learning [J]. Science (New York, N. Y.), 2014, 344 (6188): 1173－1178.

第4章 检验指标体现机体的平衡状态

4.1 检验医学发展史

说起检验医学发展史，必须得提显微镜的发明。显微镜的出现，改变了我们肉眼观察事物的方式，让我们认识到血液里有这么多各种各样的细胞，在我们身上和周围环境中存在那么多微小的生物世界，使我们的视觉延伸到未知世界，可以说是人类认识世界的又一个里程碑。

4.1.1 西方检验医学发展史

1590 年前后，荷兰亚斯·詹森发明了显微镜。当时他并没有发现显微镜的真正价值。过了九十多年，荷兰人列文虎克（Antony van Leeuwenhoek）才真正挖掘出显微镜的使用价值。当时他使用自制的显微镜发现了微生物，让人们充分认识到显微镜在视觉世界的价值。因此，列文虎克被认为是微生物学的先驱者。

随着医学的发展，对科室的功能要求越来越高，专科越分越细。在 1866 年，沃伊特在慕尼黑建立了第一个医学实验室；1875 年，科菲尔德在英国建立了第一个公共健康实验室，同时在日本大阪建立了皇室医学实验室；1896 年，检验科首先在英国出现；1897 年，英格兰成立世界上第一个商用临床实验室，这是实验室公司的雏形；1908 年，第一版《检验诊断学》出版。

随着检测标本量的日益增长，劳动力的日益短缺，社会对自动化仪器的需求就显得更加迫切。1935 年，贝克曼库尔特公司研发出了第一台测量 pH 值的仪器，该公司在 20 世纪 50 年代，研发了第一台血液细胞分析仪；1959 年，拜尔公司研发出第一台检验科化学分析仪器；泰克尼康公司首次将火焰光度法应用到自动检测上；1969 年，反相高效液相色谱法被更广泛地应用于分析化学领域；1976 年，Micro Medic 公司采用了第一台机械放射免疫检测仪……这些自动化仪器的面世，是检验医学走向自动化的一个大飞跃。1994 年，不同类型的实验室服务的区域化深入合作网络实验室，它们的出现成为一个实验室结构变化的趋势。

4.1.2　我国检验医学发展史

我国的检验医学起步很晚，在 20 世纪 50 年代以前，医学检验室很少，还没有形成一定的组织模式。这些实验室大多分布在几所高等医学院校的教研室内，如协和、湘雅等医院。中华人民共和国成立初期，检验专业技术人员仅四千余人，因条件限制，其技术水平较低。

1979 年，中华医学会检验分会成立，同年，原卫生部临床检验中心在 WHO 的支持下成立。临床检验中心通过行政手段进行质量管理，有力地推动了检验医学的迅速发展，各医疗院所普遍建立了检验室，相关检验仪器、各种化学试剂均有所增加，检验质量与基础理论和应用技术水平也迅速提高。2001 年，原卫生部人事司正式确立检验科为临床科，正式设立各级检验医师的岗位，明确规定检验医师必须通过全国医师资格统一考试，并根据有关规定参与临床诊疗工作。2003 年 10 月，中国医师协会检验医师分会在北京成立，代表着我国检验医师队伍的管理向国际化、标准化迈出了重要一步。

4.1.3　检验医学的未来

4.1.3.1　实验室标准化

随着检验医学的不断发展，实验室标准化显得越来越重要，一个是在管理方面越来越标准、规范，另一个是检验结果越来越准确，能为临床提供更为可靠的参考。严格按照检验体系认可的准则及要求，建立更加合理规范的检验质量管理体系，能在更大范围内促进检验结果的可比性。这样，检验结果可以在认可的实验时间内互认，减少不必要的重复检验，节约时间和成本。

4.1.3.2　实验室自动化、信息化

实验室大规模自动化仪器的使用，是未来检验医学的发展趋势。而且随着社会信息化的发展，计算机技术与机器的结合使得工作效率有了很大提高，这种计算机和网络带来的信息化，使得各个实验室与实验室之间、医院与医院之间建立起质量管理体系，促进了检验质量的准确化，使检验结果更为可靠，能

为临床提供更加准确的信息。

4.1.3.3　人员队伍专业化

检验医学发展迅速，分工越来越细，各项新技术、各种新设备不断问世，只有高素质的专业技术人员才能完成高质量的检测，因此，具有高学历的专业技术人员是目前人才发展的主要趋势。

4.1.3.4　第三方实验室的壮大

目前，我国的检验实验室主要分布在大大小小各医院。有些规模较小的医院其检验室并没有足够的技术和设备支撑病人的检测，它们甚至缺少重要的质量控制。因此，国家从整合资源和节约成本方面考虑，在区域内建立了第三方实验室。这样，某一区域的标本就可以统一由该区域的第三方实验室检测，以减少设备的消耗和不必要的浪费，提高资源的使用效率。这几年，区域的第三方实验室如雨后春笋般蓬勃发展起来。

4.2　常见的检验指标及其临床意义

检验指标的标准值通常都有一个正常的范围，因为人类从群体到个体均存在一定的差异性，而非一个严格的标定，我们把这样的范围叫作临床参考值。参考值的界定是动态的，随着医学和认识的进步有所改变。同时，参考值还是平衡的产物，体现机体平衡的状态。

4.2.1　血细胞计数

一般我们到医院看病，临床医生都会要求我们检测血常规，了解血液状况。那么，血常规的哪些指标需要特别关注呢？通常来说，可以重点关注白细胞、红细胞和血小板等几个相关指标。下面就简单介绍一下白细胞、红细胞和血小板这三个指标。

4.2.1.1　白细胞

血液中的白细胞主要包括在生理状态下存在的发育成熟的各种粒细胞、淋巴细胞、单核细胞以及病理情况下可能出现的未分化成熟的各阶段粒细胞、淋巴细胞、单核细胞和其他血液有核细胞。白细胞检验内容有白细胞计数和分类。血常规检验单上都附有参考值。参考值是该项检验指标的正常范围值。白细胞计数有升高、正常和减低三种。升高的时候，一般指有炎症、应激、创伤、烧伤、心肌梗死、脑出血、中毒、过敏反应、类白血病反应等。临床医生可根据白细胞检验值结合病人的临床表现对其所患病症做简单的判断。

临床上，当一个人感冒咳嗽时，又该如何根据血常规检验结果做判断呢？如果该病患检验结果显示白细胞升高明显，以中性粒细胞升高为主，结合急性期反应蛋白（CRP）升高明显，再根据该病患临床表现的特点，医生可能会考虑其得的是细菌感染性感冒。如果病情严重，就需要检测降钙素原，甚至做血培养、细菌培养等相关检测。如果白细胞升高不明显，以淋巴细胞或者单核细胞为主，CRP不高，则可能只是病毒性感冒。如果该病患经常感冒不易好转，甚至发热退烧效果不好，身体状况较差，就要提高警惕，及时去医院就诊。

4.2.1.2 红细胞

红细胞的主要功能是运输氧气。这一生理功能主要通过红细胞内的血红蛋白来完成，血红蛋白在肺中与氧结合并随血流将氧输送到人体的各组织器官。每个红细胞内约含 2.8 亿个血红蛋白分子，每克血红蛋白可携氧约 1.3 mL。红细胞的平均寿命约为 120 天，其数量和质量的改变均可导致临床疾病和机体缺氧的产生。

血常规检验单上的红细胞指标主要有红细胞计数、血红蛋白、红细胞比容、红细胞平均参数、红细胞体积分布宽度、网织红细胞。根据这些指标，大概可以判断受检验者是否贫血，其贫血程度，以及属于哪类贫血。

以下是判断 4 级贫血和真性红细胞增多症的血红蛋白减低和增高程度。

血红蛋白：小于 30 g/L，极重度贫血。

血红蛋白：30～60 g/L，重度贫血。

血红蛋白：60～90 g/L，中度贫血。

血红蛋白：90～115 g/L（女性），轻度贫血。

血红蛋白：90～130 g/L（男性），轻度贫血。

血红蛋白：大于 165 g/L（女性），提示真性红细胞增多症。

血红蛋白：大于 185 g/L（男性），提示真性红细胞增多症。

根据血红蛋白的检验结果再结合上面列举的红细胞各项参数，可综合判断患者是否是小细胞性贫血、大细胞性贫血或正细胞性贫血。而且，医生可根据患者的临床情况判断其是否是失血性贫血、营养性贫血或造血障碍性贫血。这需要结合患者病史、贫血相关项目进行系统检查。

举个简单例子。某人体检发现血红蛋白偏低、红细胞体积偏小，这时通常就要考虑这种小细胞性贫血是缺铁性贫血还是地中海贫血。如果是北方人，地中海贫血的携带率、患病率都很低，因此，首先要考虑缺铁导致的贫血。这时需要加做转铁蛋白饱和度的检查，去验证贫血是否是由铁缺乏导致的。如果是铁缺乏导致的，那么还要弄清是否是铁摄入不足或铁吸收障碍或铁丢失过多导致的。检查清楚缺铁的真正原因，才能做到有的放矢地补铁。如果是南方人，小细胞性贫血通常见于缺铁性贫血和地中海贫血，这就需在两者之间加以鉴别。

4.2.1.3　血小板

血小板是从骨髓成熟的巨核细胞胞浆解脱落下来的小块胞质。巨核细胞虽然在骨髓的造血细胞中为数最少，但其产生的血小板却对机体的止血功能极为重要。血常规里的检验项目主要是血小板计数，此外还有平均血小板体积、血小板体积分布宽度。

血小板计数参考范围为$(125\sim350)\times10^9/L$。

引起血小板减低的常见原因主要有以下几个：血小板生成障碍，如再生障碍性贫血、急性白血病、慢性粒细胞白血病加速期和急变期、慢性淋巴细胞性白血病晚期、放射性损伤、巨幼细胞性贫血；血小板破坏过多，如原发性血小板减少性紫癜、系统性红斑狼疮等结缔组织病、嗜血细胞综合征、输血后血小板减少症等；血小板消耗过多，常见于弥漫性血管内凝血、血栓性血小板减少性紫癜；血小板分布异常，如常见的脾肿大，脾脏对血小板扣留增加。

由于血小板对于凝血功能极为重要，因此，血小板缺乏的程度也直接影响着出血的严重程度。如果病人有皮下瘀斑、口腔出血不易止住等临床症状，一般都建议做血常规和相关的凝血检查，看看血小板数量和质量是否异常，然后医生再根据具体情况做进一步的详细检查。

血小板计数大于$350\times10^9/L$时为血小板增多。常见的原因有：克隆性，包括原发性血小板增多症和其他骨髓增殖性肿瘤；反应性或继发性，多发生在感染、炎症、肿瘤、手术后、使用药物等情况；家族性或遗传性，这在临床上一般比较少见。

如果有病人血小板数量很高，超过了$1000\times10^9/L$，并有肝脾肿大、出血和血栓症状，这时就应该高度警惕是否是由于克隆性导致的血小板增多症了。

4.2.2　糖尿病检测指标

糖尿病是一种以高血糖为特征的代谢性疾病。

4.2.2.1　葡萄糖

空腹血糖测定是指至少 8 小时不摄入含有热量食物后的血浆葡萄糖含量。

血糖参考值为成人空腹血浆葡萄糖（酶法）3.9~6.1 mmol/L。

空腹血糖偏高但尚在正常范围、怀疑为糖尿病患者应做口服葡萄糖耐量试验（oral glucose tolerance test，OGTT），方法是：空腹抽血后立即进食 75 g 葡萄糖，于进食后 0.5 h、1 h、2 h、3 h 分别抽血检测血糖（或简化为餐后 1 h、2 h 抽血）。OGTT 法对诊断糖尿病极为重要，正常人服葡萄糖后几乎全被肠道吸收，使血糖迅速上升，服葡萄糖后 30~60 min 血浆血糖浓度达到高峰，但血糖最高值一般不超过 11.1 mmol/L，以后血糖迅速下降，在 1.5~2 h 下降接近正常水平。服糖后胰岛素分泌的增减也与血糖呈平行波动关系。餐后血糖若大于 11.1 mmol/L，可诊断为糖尿病。如餐后血糖在 7.0~11.1 mmol/L 之间，为葡萄糖耐量减低（impaired glucose tolerance，IGT）。临床上，如果患者出现胃肠功能紊乱，影响了吸收，可做静脉葡萄糖耐量试验。

4.2.2.2　糖化血红蛋白

糖化血红蛋白是血红蛋白在高血糖的作用下发生缓慢连续的非酶促反应的产物，通常占血红蛋白总量的 5%~8%，主要的组分是 HbA1c。正常生理条件下，非酶促糖化反应产物的生成量与反应物的浓度呈正比。由于蛋白质浓度保持相对稳定，糖化水平主要取决于葡萄糖浓度，也与蛋白质和葡萄糖接触的时间长短有关。GHbA1c 的测定可反映测定前 2~3 个月的平均血糖水平。因此，在临床上，GHbA1c 主要为糖尿病长期控制的良好观测指标。

在临床应用上，GHbA1c 能够帮助诊断糖尿病，估计临床治疗效果和监测治疗适应证。

4.2.2.3　酮体

酮体是乙酰乙酸、β-羟丁酸及丙酮三者的统称。酮体是脂肪酸在肝脏分解氧化时特有的中间代谢物，这是因为肝具有活性较强的合成酮体的酶系，而又缺乏利用酮体的酶系。储存在脂肪细胞中的脂肪，可被脂肪酶逐步水解为游离脂肪酸和甘油，然后释放入血以供其他组织氧化利用。除脑组织外，大多数组织均能氧化脂肪酸，但以肝及肌肉最活跃。酮体是肌肉尤其是脑组织的重要能源。长期饥饿、糖供应不足时酮体可代替葡萄糖，成为脑组织及肌肉的主要能源。正常情况下，血中仅含有少量酮体。但如果酮体生成的速度超过肝外组织利用的速度，引起血中酮体升高，可导致酮症酸中毒，并随尿排出，引起酮尿。

糖尿病、饥饿、急性乙醇中毒以及能产生高血糖状态的激素刺激、精神紧张等都可使乙酰乙酸含量增高。对于大多数临床情况，如糖尿病，最重要的是通过实验发现酮体的存在，以确定酮症酸中毒是否发生。这时候，需要关注血糖跟酮体是否都升高明显，以及尿糖和尿酮体的值。

4.2.2.4 胰岛素和 C 肽

胰岛素是由胰岛 B 细胞合成并分泌的、由 51 个氨基酸组成的一种蛋白质激素，是体内最主要的降血糖激素。

C 肽又叫连接肽，它与胰岛素都是由胰岛 B 细胞分泌出来的胰岛素原裂解而成的等分子肽类物质。测定血清 C 肽可真实反映胰岛 B 细胞分泌胰岛素的实际水平，能指导临床治疗调整胰岛素的用量。由于 C 肽没有胰岛素的生理作用，与胰岛素抗体无交叉反应，不受胰岛素抗体的干扰。因为用外源性胰岛素治疗的患者，体内产生的胰岛素抗体能干扰胰岛素，所以用免疫学方法测定的胰岛素浓度并不能反映体内胰岛素的实际水平，C 肽测定可弥补以上不足。即使在使用胰岛素治疗时，C 肽测定也能较准确地反映胰岛细胞的功能。另外，从胰岛 B 细胞分泌的胰岛素进入肝肾等组织受胰岛素酶等灭活，会导致周围血循环中胰岛素每次循环将有 80% 被破坏，其半衰期只有 5 分钟左右。C 肽作为胰岛素等分子的肽类物质，肝肾的功能半衰期为 10~11 分钟，同时 C 肽与胰岛素之间没有交叉反应，它的测定不受胰岛素的干扰。故血中 C 肽浓度可更好地反映胰岛 B 细胞的合成、分泌与储备功能。

胰岛素和 C 肽异常值有升高和减低两种情况。升高常见于胰岛素瘤、肢端肥大症、库欣综合征、甲亢、肝病等；减低可协助诊断糖尿病、判断病情、监测疗效等。

4.2.3 肾功能

肾脏是人体的主要排泄器官，具有重要的生理功能。肾脏通过生成尿液排泄代谢产物，维持体内水、电解质、蛋白质和酸碱等代谢平衡，调节细胞外液量和渗透压，以保持机体内环境的相对稳定。肾脏还分泌多种生物活性物质，如肾素、前列腺素、激肽释放酶、促红细胞生成素等，在更大范围调节代谢，影响生命活动。

肾脏疾病的种类很多，大致可分为原发性肾脏疾病和继发性肾脏疾病两类。前者如肿瘤、结石、血管性疾病、先天畸形等，后者常见于代谢性疾病、血液疾病、内分泌疾病、自身免疫性疾病及结缔组织疾病等，因此，涉及肾脏疾病的临床化学诊断项目很多。目前，检验单上涉及的常见项目主要为尿素、肌酐、尿酸等。

4.2.3.1 尿素

尿素是人体蛋白质代谢的终产物。尿素的生成量取决于饮食蛋白质摄入量、组织蛋白质的分解代谢和肝功能状况。生成的尿素经血液循环主要由肾脏排出，小部分经皮肤由汗液排出。经唾液、胃液、胆汁及肠液排至消化道内的尿素，绝大部分分解成 NH_3，吸收后又经肝脏合成尿素仍从肾脏排出。

血浆中的尿素主要从肾小球滤过，正常情况下，30％～40％被肾小管重吸收。血浆尿素浓度在一定程度上可反映肾小球的滤过功能，但只有当肾小球滤过功能下降到正常的一半以上时，血浆尿素浓度才会升高。故血清尿素测定不是反映肾小球功能损伤的灵敏指标。因为受蛋白饮食的干扰，也不是肾功能损伤的特异指标。但尿素是肾脏排泄的低分子含氮废物的主要成分，因此，对其进行检测，对于慢性肾病的病程、病情观察及预后判断均有意义。且血清尿素测定方法比较成熟、简便，所以血清尿素测定仍是目前肾脏疾病的主要检查项目之一。

排除生理性水平变化，尿素升高的原因有产生过多，如高热、饥饿、癌症等；排泄障碍，如肾功能下降、肾炎、烧伤、休克、肾病等。

4.2.3.2 肌酐

肌酐是一种低分子量含氮化合物，主要由肌肉产生，同一个体其产生量较为恒定。血清肌酐主要通过肾脏从尿中排出。血清肌酐浓度主要与肾小球滤过率相关，因而血清肌酐测定是临床常规肾功能试验之一。

血清肌酐浓度的临床意义主要有以下几个：

（1）从血清肌酐浓度，加上体重、性别和年龄等因素可推算血清肌酐清除率，以代表肾小球滤过率。凡下降的疾病，如急性肾小球肾炎、慢性肾小球肾炎、急性或慢性肾功能不全时，均表现有血清肌酐浓度升高。

（2）血清肌酐浓度与肌肉量成正比，故肢端肥大症、巨人症时，血清肌酐浓度增高；相反，肌肉萎缩性疾病时血清肌酐浓度可降低。

（3）用于慢性肾功能不全的分期。

（4）透析治疗前后，血清肌酐测定可用于选择透析指征，判断透析治疗效果。

4.2.3.3 尿酸

尿酸是核蛋白和核酸中嘌呤的代谢产物。嘌呤代谢紊乱、能量代谢异常及肾脏对尿酸的排泄障碍均可引起血浆尿酸浓度升高（高尿酸血症）或降低（低尿酸血症）。目前认为，尿酸测定是诊断嘌呤代谢紊乱所致痛风的最佳生化标志。尿酸测定还有助于肾脏病变的早期诊断。

体检时，通常关注尿酸值的升高明显与否。高尿酸值，可提示患痛风的可能，由此要注意调整饮食。低尿酸值，可提示是否是营养不足，也可提示是否存在嘌呤代谢障碍，如遗传性黄嘌呤尿症。

4.2.3.4　胱抑素 C

胱抑素 C 是一种低分子量蛋白质，可经肾小球自由滤过，在近曲小管几乎全部被摄取、分解。肾脏是清除循环中胱抑素 C 的唯一器官，所以其血清浓度与肾小球滤过率密切相关，可作为肾小球滤过功能的理想指标。目前有观点认为，胱抑素 C 在评估肾小球滤过率方面，受干扰程度低，敏感度和特异度好，均优于肌酐测定。

4.2.4　肝脏疾病指标

肝脏的功能与结构有密切关系，肝脏的复杂结构决定了它复杂而重要的功能。其主要的生理功能：参与蛋白质、脂类、糖、维生素、激素、铁、铜、胆汁酸和胆红素等物质代谢；生成和排泄胆汁；生物转化和解毒作用；排泄功能等。

肝脏结构的复杂性和功能的多样性决定了患者患肝病时，体内生理生化指标变化的广泛性。据统计，目前各种肝功能检查指标已达数百种。这些方法都是以肝脏的某种代谢功能为依据而设计的，故一种肝功能试验只能反映肝功能的一个侧面。另外，肝脏有较强的再生能力和代偿功能，即使肝脏组织有相当一部分受损，肝脏功能仍可不显示出变化，由此可见，肝功能检查结果即使为阴性也不能完全排除肝脏无疾病；还有，不同类型的肝损伤或肝脏疾病，或同一疾病的不同阶段，肝脏代谢障碍的表现都不相同。因此，无论从临床需要还是病人经济负担角度考虑，都要求为肝功能试验作出正确合理的选择。

目前，检验医学实验室比较常检测的指标有血清氨基转移酶、胆红素、肝炎病毒及肝脏纤维化检测。

4.2.4.1　血清氨基转移酶

肝脏有近千种酶，转氨酶有数十种，其中临床最常检查的有两种：①丙氨酸氨基转移酶（alanine aminotransferase，ALT）；②天门冬氨酸氨基转移酶（aspartate aminotransferase，AST）。

氨基转移酶活性是肝细胞损伤的敏感指标。除开肝外脏器病变的情况（如急性心肌梗死、心肌炎等疾病和药物因素），血清氨基转移酶升高在一定程度上反映了肝细胞的损害和坏死程度，又由于肝内 ALT 活性超过其在体内其他脏器的活性，故测定 ALT 比 AST 对肝损害更有特异性。单项 ALT 升高，应考虑无黄疸型肝炎、脂肪肝、药物性引起的肝损害等因素。这时，临床应询问有无肝炎病史和消化系统症状等。如无病史，建议检查肝炎病毒，如结果为阴性则应作为观察病例。若肝炎病毒检测结果为阳性，氨基转移酶升高，则应注意病毒的复制量，检测肝炎病毒DNA，并且做肝脏B超检查及相关纤维化指标，判断肝炎的病变程度。

如果氨基转移酶升高伴有胆红素升高，首先应考虑急性黄疸型肝炎。此外，还需考虑有无胆道梗阻导致的胆红素升高。

AST意义与ALT相同，但对肝炎诊断特异性比ALT低。急性心肌梗死时，AST升高幅度大于ALT，故测定血清AST应同时测定ALT，以判断AST升高的意义。AST升高也常见于心肌梗死，还见于多发性肌炎和皮肌炎。

4.2.4.2 胆红素

胆红素是胆汁的重要成分之一。相关检测指标为总胆红素、间接胆红素和直接胆红素。

4.2.4.3 肝炎病毒

据资料显示，目前已确定的病毒性肝炎病原体有甲型、乙型、丙型、丁型、戊型五种，新近发现的庚型肝炎病毒的嗜肝性及致病性尚未定论而还未归属于肝炎病毒。其中，乙型肝炎病毒在我国最为常见。这里根据乙型肝炎病毒的免疫检测结果，简单介绍一下如何看检验报告。乙型肝炎病毒（HBV）血清学标志物的临床意义见表4-1。

表4-1　乙型肝炎病毒（HBV）血清学标志物的临床意义

血清学标志物						临床意义
HBsAg	HBsAb	HBeAg	HBeAb	HBcAb—IgG	HBcAb—IgM	
+	−	−	−	−	−	急性乙肝潜伏后期，携带者
+	−	+	−	−	−	急性乙肝早期或潜伏期
+	−	−	−	−	+	急性乙肝早期
+	−	+/−	−	+	+	急性乙肝后期
+	−	−	+	+	−	急性乙肝趋恢复，慢性乙肝携带
+	−	−	−	+	−	急慢性乙肝、无或低度复制
−	+	−	+	+	−	急性乙肝恢复期，既往感染
−	+	−	−	+	−	乙肝恢复期，既往感染
−	−	−	+	+	−	既往感染或急性乙肝恢复期
−	−	−	−	+	−	恢复后期，表明既往感染
−	+	−	−	−	−	成功接种疫苗，有免疫力

注：表格来源于《全国临床检验操作规程》第四版，第447~448页。

4.2.4.4　肝纤维化

诊断肝纤维化时需要进行肝纤维化四项检查，包括：Ⅲ 型前胶原（PCⅢ）、Ⅳ 型胶原（CⅣ）、层粘连蛋白（LN）和透明质酸（HA）。

血清 PCⅢ 水平与肝纤维化病变密切相关，反映肝纤维合成状况和炎症活动性，早期即显著升高。

LN 与肝纤维化形成有重要关系，是门脉高压发生的主要基础。血清 LN 水平在肝纤维化后期显著升高。血清 LN 水平越高，肝硬化患者的食管静脉曲张越明显。另外，LN 与肿瘤浸润转移等有关。

血清 HA 水平是反映肝损害严重程度、判断有无活动性肝纤维化的定量指标。慢纤肝 HA 浓度与正常人无差别，而慢活肝明显升高。因此，可通过检测 HA 对慢纤肝与慢活肝进行鉴别诊断。HA 是目前众多肝纤维化生化指标中最为敏感和特异的。

4.2.5　血脂

血脂和脂蛋白是临床生物化学检验的常规测定项目，血脂检测在早期发现高脂蛋白血症、辅助诊断动脉粥样硬化症、评估心脑血管疾病（如冠心病、脑梗死危险度）、预防代谢性疾病（如糖尿病、肥胖）、监测评价健康饮食与药物治疗效果等方面有重要价值。目前，常规检测项目包括血清和血浆总胆固醇（TC）、甘油三酯（TG）、高密度脂蛋白胆固醇（HDL-C）、低密度脂蛋白胆固醇（LDL-C）、脂蛋白（a）[Lp（a）]、载脂蛋白（Apo）。

4.2.5.1　总胆固醇

总胆固醇（TC）是指血液中各脂蛋白所含胆固醇的总和，分为胆固醇酯（CE）和游离胆固醇（FC）。其中，CE 占 60%～70%，FC 占 30%～40%，两者的比例在个体内或个体间是基本恒定的。游离胆固醇在卵磷脂胆固醇脂酰转移酶的作用下，可分别与亚油酸（43%）、油酸（24%）、软脂酸（10%）、亚麻油酸（6%）、花生四烯酸（6%）、硬脂酸（3%）等脂肪酸结合成胆固醇酯。血清中胆固醇在 LDL 中最多，其次是 HDL 和极低密度脂蛋白（VLDL），乳糜微粒（CM）中最少。

TC 浓度升高，冠心病等心血管疾病发生的危险性增加。但由于 TC 主要由 LDL 和 HDL 两种脂蛋白转运，而两者在脂类疾病发病机制中作用相反，故胆固醇值并非越低越好。人体 TC 水平变化：①新生儿 TC 水平很低，哺乳后很快接近成人水平，之后常随年龄而上升，但到 70 岁后不再上升或略有下降。女性中青年期前略低于男性，绝经后 TC 水平较同年龄男性高。②长期高胆固醇、高饱和脂肪酸摄入可造成 TC 水平升高。③脂蛋白代谢相关酶或受体基因发生突变，也是引起 TC 水平显著升高的原因之一。

4.2.5.2 甘油三酯

甘油三酯（TG）是血浆中各脂蛋白所含甘油三酯的总和。TG 受饮食影响较大，所以应采空腹血送检。

TG 在临床上主要有三个方面的意义：

（1）生理性改变：TG 受生活条件、饮食方式、年龄、性别等影响。如高脂肪饮食后甘油三酯升高，一般餐后 2～4 小时达高峰，8 小时后基本恢复空腹水平；运动不足、肥胖可使甘油三酯升高；成年后随年龄上升，TG 水平上升（中青年男性普遍高于女性，50 岁后女性普遍高于男性）。

（2）病理性改变：轻至中度升高者，患冠心病危险性增加；中度升高者，常可伴发急性胰腺炎。

（3）低 TG 血症：原发性常见于遗传性无 β 脂蛋白血症和低 β 脂蛋白血症；继发性常见于继发性脂质代谢异常，如消化道疾病、内分泌疾病、癌症晚期、恶病质及肝素等药物的应用。

4.2.5.3 高密度脂蛋白胆固醇

高密度脂蛋白胆固醇（HDL－C）指经超速离心法后密度在 1.063～1.21 g/mL 的一类高密度脂蛋白。HDL 能将外周组织中的胆固醇逆向转运至肝脏并转化为胆汁酸而清除。HDL－C 被证实是动脉粥样硬化和心血管疾病的保护因子，一般认为随着 HDL－C 水平降低，缺血性心血管病发病危险增加。HDL－C 对于冠心病的二级预防、风险评估和指导预后有重要作用。

影响 HDL－C 水平的因素有很多，主要有：①年龄和性别。儿童时期男女 HDL－C 水平相同；青春期男性开始下降，至 18～19 岁达最低点，以后男性低于女性，女性绝经后与男性接近。②饮食。高糖及素食时 HDL－C 常降低。③肥胖。肥胖者常有 TG 升高，同时伴有 HDL－C 降低。④饮酒与吸烟。饮酒可使 HDL－C 升高，而吸烟可使 HDL－C 降低。⑤运动。长期足量的运动可使 HDL－C 升高。⑥药物。睾酮等雄性激素、β 受体阻滞剂、噻嗪类利尿药等可使 HDL－C 降低，雌激素类药物等可使 HDL－C 升高。

4.2.6 心肌损伤标志物

心肌损伤标志物指具有心肌特异性的物质，当心肌受损时，其大量释放至血液循环，可通过血浓度测得其变化，以诊断心肌损伤程度。临床反映心肌损伤的理想生物标志物应具有以下特点：①有高度特异性；②心肌损伤后浓度迅速升高且持续时间长；③检测方法简便迅速；④应用价值已由临床所证实。

4.2.6.1　心肌肌钙蛋白

肌钙蛋白（cTn）存在于心肌和骨骼肌肌原纤维的细丝中，具有调节肌肉收缩和舒张的作用。肌钙蛋白由三个亚单位组成：肌钙蛋白 C、肌钙蛋白 I 及肌钙蛋白 T。

cTn 为心脏特有，且含量远多于肌酸激酶（CK），因而其敏感性和特异性均高于 CK，成为心肌细胞损伤敏感性和特异性最强的标志物之一，是目前公认的最佳诊断急性心肌梗死（AMI）的确定标志物。cTn 有较长窗口期，有利于诊断迟到的 AMI 和不稳定型心绞痛等，但诊断近期发生的再梗死效果较差；在损伤发生 6 小时内敏感度较低，对确定是否早期使用溶栓疗法价值较小。同时，cTn 是良好的阴性预测值，血中肌钙蛋白浓度正常可排除急性心肌梗死。

4.2.6.2　血清肌红蛋白

肌红蛋白（myoglobin，Mb）为存在于横纹肌胞质中的一种氧转运蛋白，在心肌中含量多，相对分子量较小，且存在于细胞质之中。故心肌损伤早期 Mb 可大量释放入血，是早期诊断 AMI 的指标。AMI 发生后 1 小时，Mb 水平即可高于参考区间上限，5~12 小时达到峰值。Mb 因分子量小，可迅速从肾小球滤过，因此若无再梗死，18~30 小时内降至正常水平。此外，Mb 也是良好的判断心肌成功再灌注或发生再梗死的有效指标。

Mb 作为心肌损伤生物标志物也有其缺点：①Mb 同样存在于骨骼肌中，因此任何骨骼肌损伤、肌肉注射等都可以导致 Mb 升高，其特异性易受干扰；②休克、肾功能衰竭等可引起 Mb 清除受阻使 Mb 升高；③诊断窗口期短，AMI 发生 16 小时后测定 Mb，易致假阴性。

4.2.6.3　血清乳酸脱氢酶

乳酸脱氢酶（lactate dehydrogenase，LD）存在于机体所有组织细胞的胞质内，其中心肌、骨骼肌和肾脏含量最高。LD 活性在相关组织、器官发生损伤和病变时均可增高。

LD 是诊断心肌梗死发生一周以上的指标，心肌炎、心包炎、心力衰竭等疾病导致心肌损害时，血清 LD 活性水平也可出现上升。由于 LD 广泛存在于多种组织，血清 LD 诊断心肌损伤的特异性较低。红细胞中 LD 含量丰富，而 AMI 患者在溶栓治疗中通常出现溶血，因而血清 LD 无法用于评估溶栓后的再灌注情况。

4.2.6.4　血清肌酸激酶同工酶

肌酸激酶（creatine kinase，CK）主要存在于心肌、骨骼肌、肾脏、脑组织等细胞质和线粒体中。肌酸激酶同工酶是由 M 和 B 两个亚基组成的一种二聚体，有三种形式：CK－MM、CK－BB、CK－MB。正常人血清中以 CK－MM 为主，CK－MB 较少并主要来源于心肌，CK－BB 含量极微。因此，检测到血清中 CK－MB 明显升高，可提示各种原因导致的心肌损伤。

性别、年龄、种族、生理状态等可影响血清 CK 活性的水平，但在多种病理状态下，血清 CK 和 CK－MB 活性水平可出现显著的改变。血清 CK 能够迅速、紧急辅助诊断 AMI，但血清 CK 的特异性较差，必须与病毒性心肌炎、骨骼肌创伤等疾病相鉴别；在 AMI 发病 6 小时前和 36 小时后诊断的敏感性较低；对微小的心肌损伤也不敏感。而 AMI 发病后 6～36 小时内，CK－MB 敏感性可达92%～96%，且敏感性和特异性均比 CK 高，故常用 CK－MB 代替 CK 作为心肌损伤的常规检查项目。但其峰值出现早、下降快，故不适合诊断发病时间较长的 AMI。

4.2.7　肿瘤标志物

肿瘤标志物是指在肿瘤发生和增殖过程中，由肿瘤细胞生物合成、释放或机体对肿瘤细胞反应而产生的一类物质。这类物质可存在于肿瘤细胞和组织中，也可进入血液和其他体液，按其性质可分为癌胚抗原类、糖蛋白抗原类、激素类、酶和同工酶类、特殊蛋白质类、癌基因产物类及其他肿瘤标志物。

下面简单介绍几种肿瘤标志物。

4.2.7.1　血清甲胎蛋白

甲胎蛋白（alpha feto-protein，AFP）是在胎儿期主要由肝细胞和卵黄囊合成的一种血清糖蛋白，其至少有三种异质体（AFP－L1、AFP－L2、AFP－L3）。AFP 浓度由胎龄 6 周后逐渐上升，至 16～20 周达高峰，之后逐渐下降，出生后 1 个月降至正常成人水平。AFP 测定可用于：①结合肝脏超声对高危人群进行筛查，尤其是对乙肝性或丙肝性肝硬化患者，需每 6 个月随访 AFP 水平和腹部超声；AFP＞20 ng/mL 且持续增加者，即使腹部超声检查阴性，也需做进一步检查。②连续多次测定 AFP 有助于肝细胞癌的诊断。③AFP 浓度升高提示预后不良，血清 AFP－L3 与癌细胞的门静脉侵犯及患者预后相关，有可能成为比 AFP 更好的预后标志物。

4.2.7.2　癌胚抗原

癌胚抗原（carcinoembryonic antigen，CEA）是由胎儿胃肠道上皮组织、胰和肝细胞所合成的一种可溶性糖蛋白，存在于 2~6 个月胎儿的消化管、肝脏和胰腺中，出生后血清中含量已很低。血清 CEA 检测的特异性较差，可见于肺癌、结直肠癌、乳腺癌及其他多种恶性肿瘤，也可见于老年人和某些非肿瘤性疾病（如肠道良性疾病）等，其单一水平升高难以诊断恶性肿瘤。各组织类型肺癌中，血清 CEA 水平在肺腺癌和大细胞肺癌中升高最明显，可用于非小细胞肺癌（NSCLC）患者的疗效观察、复发转移监测及预后评价。CEA 在直肠癌早期无症状人群中的检出率较低，通常不用于结直肠癌的筛查，但可用于结直肠癌患者的疗效监测。肿瘤治疗有效，CEA 下降，若 CEA 水平又升高，往往意味着肿瘤复发或出现远处转移；Ⅱ期或Ⅲ期的结直肠癌患者接受手术治疗或转移灶的全身性治疗后，应每 3 个月检测一次 CEA 水平，持续 3 年，在排除氟尿嘧啶治疗等因素引起的假阴性升高后，CEA 浓度增高>30％常提示肿瘤进展，若连续 3 次增高 15％~20％，需进行临床干预。

4.2.7.3　血清铁蛋白

铁蛋白为机体内一种储存铁的可溶性组织蛋白。正常人血清中含有少量铁蛋白。临床上，血清铁蛋白水平多用于辅助诊断缺铁性贫血，一般认为成人铁蛋白<14 μg/L 是诊断的敏感指标。其实，铁蛋白还经常辅助诊断多种恶性肿瘤，如肝癌、肺癌、胰腺癌、白血病等。患癌症时，癌细胞合成的铁蛋白增加，使血清铁蛋白升高。一般，癌症升高值往往比较明显。比如，急性白血病时，临床上经常可见铁蛋白升高显著，如果高达参考值的数倍，就应该高度警惕患肿瘤的可能。

4.2.7.4　前列腺特异抗原

前列腺特异抗原（prostate specific antigen，PSA）是一种由前列腺上皮细胞分泌的存在于前列腺组织和精液中的蛋白酶，有高度器官特异性。血清中总 PSA（t-PSA）有两种形式：游离 PSA（f-PSA），约占 20％；复合 PSA（c-PSA），约占 80％。

直肠指诊异常者或血清 PSA 水平≥4.0 ng/mL 者应考虑进行前列腺穿刺活检。当 t-PSA 为 4~10 ng/mL 时，f-PSA/t-PSA 比值可用于前列腺和良性前列腺增生的鉴别诊断，若 t-PSA、f-PSA 同时升高，且 f-PSA/t-PSA 比值降低<10％，则要考虑前列腺癌的可能，须进行前列腺穿刺活检来明确诊断。约 25％的前列腺癌患者 PSA 水平正常，而约 50％的良性前列腺增生患者

PSA 水平增高。现已提出可使用 PSA 年龄特异性参考范围、PSA 密度、PSA 速率等提高 PSA 对前列腺癌检测的敏感性和特异性。PSA 还可用于监测复发情况，术前肿瘤局限在前列腺内的患者经根治性前列腺切除术后如持续检测到 PSA 则提示手术切除不完全或者存在转移灶；术后 PSA 持续升高提示可能复发，但需连续复查多次再进行诊断。

4.2.8 电解质平衡

体液中电解质具有维持体液渗透压、保持体内液体正常分布的作用。细胞外液中阳离子主要是 Na^+，而细胞内液的阳离子主要是 K^+，这种分布主要依赖于细胞膜上钠钾泵的主动转运功能。钠钾泵将 Na^+ 从细胞内泵到细胞外，同时将细胞外的 K^+ 泵入细胞内，因此，其在维持细胞内外液电解质平衡中起着重要作用。

4.2.8.1 血清钾

人体 K^+ 主要来自食物。果品、蔬菜、肉类均含丰富的钾。人体中的 K^+ 有约 98% 存在于细胞内，细胞外液的 K^+ 仅占 2%。正常情况下，血清钾浓度为 3.5~5.3 mmol/L。人体内钾的主要生理功能有：①参与酸碱平衡的调节；②维持细胞内液的渗透压；③维持肌肉神经的应激性；④参与细胞内物质的合成代谢。钾主要在消化道以离子的形式吸收，而体内钾的主要排出途径是经肾脏从尿液中排出。肾脏对钾的排泄受多种因素的影响，如酸碱紊乱可影响肾脏对钾的排泄：碱中毒时，尿钾排泄减少；酸中毒时，尿钾增多。另外，肾脏排钾量受 K^+ 的摄入量、远端肾小管钠浓度、血浆醛固酮和皮质醇的调节。一般情况下，K^+ 的摄入与排出在量上保持一致。但在无 K^+ 摄入时，仍有部分 K^+ 会从尿液中排出。因此，长期禁食患者或 K^+ 摄入不足，容易出现低钾血症。

4.2.8.2 血清钠

正常成年人 Na^+ 的来源主要是食物中的 NaCl。食物中摄取的钠远远超过人体生理需要量，有 90% 多余的钠会随尿液排出。Na^+ 主要通过肾脏排泄，少量通过汗液排出。Na^+ 是细胞外液主要阳离子，在维持细胞外液容量、酸碱平衡、渗透压和细胞生理功能方面起重要作用。人体内钠的主要生理功能有：①参与酸碱平衡的调节；②维持体液容量，维持细胞外液渗透压；③维持肌肉神经的应激性。钠的平衡主要通过细胞外液量和血浆钠的浓度变化进行调节，当细胞外液容量减少或血浆浓度降低时，可通过激活肾素—血管紧张素—醛固酮系统，促使近曲小管重吸收 $NaHCO_3$，Na^+ 排泄即减少；当细胞外液容量增加时，心房和心室压力增大，分泌利钠肽增多，减少肾髓质集合管重吸收 Na^+，使钠排泄增加并引起尿量增加，促进水的排出。成人血清钠浓度为 137.0～147.0 mmol/L。细胞外液 Na^+ 浓度的改变可由钠、水任一含量的变化引起，因此钠平衡紊乱常伴有水平衡紊乱。

4.2.8.3　血清氯化物

氯是细胞外液中的主要阴离子，具有调节机体渗透压和酸碱平衡的功能，并参与胃液胃酸的生成。氯主要来源于食物中的 NaCl，而肾脏是氯的主要排出途径。氯在体内的变化基本与钠一致，但血清氯水平多与碳酸氢盐水平呈相反关系，因为氧和碳酸氢盐是细胞外液中的两种主要阴离子，机体为了重吸收和再生更多的碳酸氢盐，就必须从尿中排出较多的氯以维持电解质平衡。

4.3　案例

下面列举几个以血常规检测结果辅助判断感染及贫血类型的例子。

4.3.1　感染

人感冒后常被要求做血常规检测，其目的是区分导致感冒的病原体是细菌还是病毒，因为这两种病原感染的治疗方法是截然不同的。

4.3.1.1　细菌感染

表 4-2 列出的血常规检测结果：白细胞稍高，以中性粒细胞为主，提示可能是细菌性感染，血红蛋白稍低，伴有轻度贫血。通常，医生会根据这一检测结果结合患者的临床表现判断其病情。（注：这是一个细菌培养阳性患者）。

表 4-2　血常规检测结果

检验项目	结果	单位	参考值/区间
白细胞计数	11.21↑	$\times 10^9$/L	3.50—9.50
中性粒细胞百分比（NEUT%）	90.2↑	%	40.0—75.0
淋巴细胞百分比（LYM%）	3.0↓	%	20.0—50.0
单核细胞百分比（MONO%）	6.6	%	3.0—10.0
嗜酸性粒系细胞百分比（EOSIN%）	0.0↓	%	0.4—8.0
嗜碱性粒细胞百分比（BASO%）	0.2	%	0.0—1.0
中性粒细胞计数（NEUT）	10.11↑	$\times 10^9$/L	1.80—6.30
淋巴细胞计数（LYM）	0.34↓	$\times 10^9$/L	1.10—3.20

续表4-2

检验项目	结果	单位	参考值/区间
单核细胞计数（MONO）	0.74↑	×10⁹/L	0.10—0.60
嗜酸性粒细胞计数（EOSIN 计数）	0.00↓	×10⁹/L	0.02—0.52
嗜碱性粒细胞计数（BASO）	0.02	×10⁹/L	0.00—0.06
红细胞计数（RBC）	3.25↓	×10¹²/L	4.30—5.80
血红蛋白测定（Hb）	106↓	g/L	130—175
红细胞比积测定（HCT）	32.4↓	%	40.0—50.0
平均红细胞体积（MCV）	99.6	fL	82.0—100.0
平均红细胞血红蛋白量（MCH）	32.5	pg	27.0—34.0
平均红细胞血红蛋白浓度（MCHC）	326	g/L	316—354
红细胞体积分布宽度（RDW）	15.1↑	%	11.6—14.6
血小板计数（PLT）	158	×10⁹/L	125—350
平均血小板体积（MPV）	8.3	fL	7.6—13.2
血小板压积（PCT）	0.13	%	0.11—0.27
血小板体积分布宽度（PDW）	16.3		9.0—17.0

4.3.1.2 病毒感染

表4-3列出的血常规检测结果：白细胞不高，以淋巴细胞为主，提示病毒性感染。通常，临床会加做EB病毒检测，结果见表4-3。如果患者外周血中异型淋巴细胞占15%，结合临床表现，最终可诊断为传染性单核细胞增多症。

表4-3 血常规检测结果

检验项目	结果	单位	参考值/区间
白细胞计数	6.56	×10⁹/L	3.50—9.50
中性粒细胞百分比（NEUT%）	17.8↓	%	40.0—75.0
淋巴细胞百分比（LYM%）	76.0↑	%	20.0—50.0
单核细胞百分比（MONO%）	5.2	%	3.0—10.0
嗜酸性粒系细胞百分比（EOSIN%）	0.5	%	0.4—8.0
嗜碱性粒细胞百分比（BASO%）	0.5	%	0.0—1.0
中性粒细胞计数（NEUT）	1.17↓	×10⁹/L	1.80—6.30

检验项目	结果	单位	参考值/区间
淋巴细胞计数（LYM）	4.98	×10⁹/L	1.10—3.20
单核细胞计数（MONO）	0.34	×10⁹/L	0.10—0.60
嗜酸性粒细胞计数（EOSIN 计数）	0.03	×10⁹/L	0.02—0.52
嗜碱性粒细胞计数（BASO）	0.04	×10⁹/L	0.00—0.06
红细胞计数（RBC）	4.36	×10¹²/L	4.30—5.80
血红蛋白测定（Hb）	112↓	g/L	130—175
红细胞比积测定（HCT）	33.9	%	40.0—50.0
平均红细胞体积（MCV）	77.9↓	fL	82.0—100.0
平均红细胞血红蛋白量（MCH）	25.8↓	pg	27.0—34.0
平均红细胞血红蛋白浓度（MCHC）	331	g/L	316—354
红细胞体积分布宽度（RDW）	13.1	%	11.6—14.6
血小板计数（PLT）	296	×10⁹/L	125—350
平均血小板体积（MPV）	8.2	fL	7.6—13.2
血小板压积（PCT）	0.24	%	0.11—0.27
血小板体积分布宽度（PDW）	15.5		9.0—17.0
EB病毒壳抗原 lgM(VCA-IgM)	阳性（+）♯		阴性（-）
EB病毒壳抗原 lgG(VCA-IgG)	阳性（+）♯		阴性（-）
EB病毒早期抗原 lgM(EA-lgM)	阴性（-）		阴性（-）
EB病毒核抗原 lgG(EBNA-lgG)	阴性（-）		阴性（-）

4.3.2　贫血

临床有很多种贫血的情况，最常见的是缺铁性贫血和巨幼细胞性贫血两大类。

4.3.2.1　缺铁性贫血

表4-4列出的血常规检测结果：血红蛋白为 56 g/L，显示重度贫血，平均红细胞体积为 78.2 fL，偏小，红细胞体积分布宽度升高明显。临床加做转铁蛋白饱和度检查，发现铁小于 1.81 μmol/L，总铁结合力正常，明显缺铁，

结合病人有消化道疾病史，应诊断为铁吸收障碍导致的缺铁性贫血。

表4-4　血常规检测结果

检验项目	结果	单位	参考值/区间
白细胞计数	4.01	$\times 10^9$/L	3.50—9.50
中性粒细胞百分比（NEUT%）	57.4	%	40.0—75.0
淋巴细胞百分比（LYM%）	31.3	%	20.0—50.0
单核细胞百分比（MONO%）	9.1	%	3.0—10.0
嗜酸性粒系细胞百分比（EOSIN%）	0.3↓	%	0.4—8.0
嗜碱性粒细胞百分比（BASO%）	1.9↑	%	0.0—1.0
中性粒细胞计数（NEUT）	2.30	$\times 10^9$/L	1.80—6.30
淋巴细胞计数（LYM）	1.25	$\times 10^9$/L	1.10—3.20
单核细胞计数（MONO）	0.37	$\times 10^9$/L	0.10—0.60
嗜酸性粒细胞计数（EOSIN计数）	0.01↓	$\times 10^9$/L	0.02—0.52
嗜碱性粒细胞计数（BASO）	0.08↑	$\times 10^9$/L	0.00—0.06
红细胞计数（RBC）	2.38↓	$\times 10^{12}$/L	4.30—5.80
血红蛋白测定（Hb）	56↓	g/L	130—175
红细胞比积测定（HCT）	18.6↓	%	40.0—50.0
平均红细胞体积（MCV）	78.2↓	fL	82.0—100.0
平均红细胞血红蛋白量（MCH）	23.7↓	pg	27.0—34.0
平均红细胞血红蛋白浓度（MCHC）	303↓	g/L	316—354
红细胞体积分布宽度（RDW）	22.6↑	%	11.6—14.6
血小板计数（PLT）	29↓	$\times 10^9$/L	125—350
平均血小板体积（MPV）	8.1	fL	7.6—13.2
血小板压积（PCT）	0.02↓	%	0.11—0.28
血小板体积分布宽度（PDW）	15.9		9.0—17.0
铁（Fe）	<1.81	μmol/L	6.60—32.40
总铁结合力	51.0	μmol/L	46.8—82.7

4.3.2.2　巨幼细胞性贫血

表4-5列出的血常规检测结果：血红蛋白为77 g/L，显示中度贫血，平

均红细胞体积为 118.2 fL，偏大。临床加做贫血相关检查，发现维生素 B_{12} 小于 61 pmol/L，符合巨幼细胞性贫血原因，结合病人有胃切除病史，应为维生素 B_{12} 吸收障碍导致的巨幼细胞性贫血。

表 4—5　血常规结果

检验项目	结果	单位	参考值/区间
白细胞计数	5.95	$\times 10^9$/L	3.50—9.50
中性粒细胞百分比（NEUT%）	61.0	%	40.0—75.0
淋巴细胞百分比（LYM%）	26.7	%	20.0—50.0
单核细胞百分比（MONO%）	8.7	%	3.0—10.0
嗜酸性粒系细胞百分比（EOSIN%）	3.4	%	0.4—8.0
嗜碱性粒细胞百分比（BASO%）	0.2	%	0.0—1.0
中性粒细胞计数（NEUT）	3.63	$\times 10^9$/L	1.80—6.30
淋巴细胞计数（LYM）	1.59	$\times 10^9$/L	1.10—3.20
单核细胞计数（MONO）	0.52	$\times 10^9$/L	0.10—0.60
嗜酸性粒细胞计数（EOSIN 计数）	0.20	$\times 10^9$/L	0.02—0.52
嗜碱性粒细胞计数（BASO）	0.01	$\times 10^9$/L	0.00—0.06
红细胞计数（RBC）	2.09↓	$\times 10^{12}$/L	4.30—5.80
血红蛋白测定（Hb）	77↓	g/L	130—175
红细胞比积测定（HCT）	24.7↓	%	40.0—50.0
平均红细胞体积（MCV）	118.2↑	fL	82.0—100.0
平均红细胞血红蛋白量（MCH）	36.8↑	pg	27.0—34.0
平均红细胞血红蛋白浓度（MCHC）	312↓	g/L	316—354
血小板计数（PLT）	154	$\times 10^9$/L	125—350
平均血小板体积（MPV）	10.0	fL	7.6—13.2
血小板压积（PCT）	0.15	%	0.11—0.28
血小板体积分布宽度（PDW）	11.9		9.0—17.0
铁蛋白	458.46↑	ng/ml	21.81—274.66
叶酸	32.90	nmol/L	7.00—46.40
维生素 B_{12}	<61↓	pmol/L	138.00—652.00

参考文献

彭黎明，王兰兰. 检验医学自动化及临床应用 [M]. 北京：人民卫生出版社，2003.

尚红，王毓三，申子瑜. 全国临床检验操作规程 [M]. 第四版. 北京：人民卫生出版社，2015.

詹华奎. 诊断学 [M]. 北京：中国中医药出版社，2016.

张秀明，李建斋，魏明竟，等. 现代临床生物检验学 [M]. 北京：人民军医出版社，2003.

孔琳，翟自霞. 浅谈检验医学的发展和趋势 [J]. 中国卫生产业，2016 (2)：65－66.

第5章　菌群微生态平衡与人体健康

人类生活的环境充满了细菌，可以说，人类健康与细菌息息相关。细菌之于人体，"亦友亦敌"。随着对微生物研究的深入，人们意识到微生物与机体之间复杂的交互作用决定了人体的健康状况。在机体与菌群微生态之间寻求平衡，或许能找到开启健康之门的其中一把钥匙。

5.1　肠道菌群与人体健康

5.1.1　肠道菌群的分布情况

成年人的肠道内，大约栖息了 $1×10^{14}$ 个细菌，约 500 个菌种，正是这些细菌与宿主之间相互作用、相互影响，形成了肠道等微生态。人体摄入的营养物质为肠道菌群提供养分。肠道正常菌群也促进维生素的产生，维持肠道的健康，拮抗病原微生物的入侵、定植，阻遏其感染宿主及给宿主带来不良刺激，同时调控人体的免疫功能。当机体出现严重感染、肠道梗阻、应激状态等情况时，肠道菌群可能因生存环境的不适宜移位到腹腔、血液，促使宿主罹患严重感染，甚至危及生命。经过漫长的进化，细菌在机体胃肠道中定植，两者相互依赖、彼此制约。按照作用不同，可将肠道细菌分为 3 类，即：专性厌氧菌，也是肠道内的优势菌群，约占肠道菌群的 76.4%～99.0%，诸如双歧杆菌、类杆菌、优杆菌和消化球菌等，为人体必需的益生菌；兼性需氧菌，也是条件致病菌，它们与宿主共栖，例如肠球菌、肠杆菌等，当其数量较少、处于肠道微生态平衡状态时，便不会致病，同时还是维持肠道微生态平衡的必要成员；病原菌，大多为过路菌，如变形杆菌、假单胞菌和韦氏梭菌等，因为专性厌氧菌、兼性需氧菌、健康肠道黏膜、机体免疫系统共同组成机体屏障，所以它们不能长期定植于肠道，因而不会致病，但当上述制约能力削弱时，这些病原菌可能迅速生长、定植，破坏机体屏障进而感染宿主。

5.1.2 肠道菌群的生理作用

5.1.2.1 构建肠道菌膜屏障

肠道内大量的专性厌氧菌、兼性需氧菌与肠道黏膜上皮表面特异性受体结合，形成稳固的菌膜结构，起到生物屏障作用。它们通过占位效应、营养竞争效应分泌代谢产物和细菌素等，抑制了条件致病菌、病原菌的过度生长及入侵。

5.1.2.2 参与调解免疫

人体出生前，肠道内是无菌的，出生后消化道内开始出现细菌定植，这些细菌与肠固有层的淋巴细胞接触，激活免疫系统，促进免疫细胞分化；此外，肠固有层内存在大量浆细胞，免疫系统的活化可促进其分泌体内最大量的免疫球蛋白 A（immunoglobulin A，IgA），是肠黏膜免疫应答的重要效应因子之一。经历了细菌的定植，人体免疫系统与正常菌群互相"耐受"，同时又能迅速对外来致病菌产生免疫应答，清除异己。十分有趣的是，双歧杆菌以及它的裂解产物都具备激活淋巴细胞、促进抗体的产生、促进淋巴细胞因子（例如白细胞介素－2、白细胞介素－10、肿瘤坏死因子等）分泌的能力，进而强化免疫系统识别、杀伤异型细胞和病原体的能力；除此之外，双歧杆菌还能增强吞噬细胞的吞噬活性，进而提高机体抗感染能力。而另一个专性厌氧菌，乳酸杆菌能够促进辅助性 T 细胞的成熟，诱导其分泌多种细胞因子，减少免疫球蛋白 E（immunoglobulin E，lgE）介导的过敏反应的发生，维持免疫系统的机能平衡。还有许多研究曾报道，肠道益生菌能增强机体抗肿瘤的活性，例如肽聚糖、磷壁酸和多糖作为双歧杆菌细胞壁的组分，能通过增强机体的免疫应答，激活巨噬细胞、自然杀伤细胞（natural killer cell，NK）和 B 淋巴细胞，释放免疫活性物质，进而抑制肿瘤的生长。

5.1.2.3 促进机体营养转化、摄入

肠道益生菌（专性厌氧菌）的健康定植，可维持肠道适宜消化酶活性的酸碱度，有利于机体消化、吸收各种营养物质。例如，乳酸杆菌能参与合成多种维生素（维生素 A、维生素 B_1、维生素 B_2、维生素 B_{12}、维生素 E、维生素 K、泛酸等）、氨基酸，以提高人体对钙、磷、铁离子等营养素的吸收，预防佝偻病、贫血等；乳酸菌能分解乳糖，促进儿童脑及神经系统的发育；双歧杆菌能

分泌各种消化酶，溶解蛋白质、脂肪和碳水化合物，使之更容易被机体吸收。

5.1.2.4　延缓衰老

有一种说法"机体的衰老始于肠道"，表现为肠道 pH 值升高，肠道益生菌减少、腐败细菌增多，出现肠功能紊乱，如腹泻、便秘。肠道菌群失衡可导致肠道功能退化，肠内腐败细菌毒素增多，肠道生理屏障弱化，毒素入血，使人体免疫功能、代谢功能紊乱，进而出现胆固醇升高、动脉硬化、细胞变异等，让机体罹患相关的老年疾病。适当补充肠道益生菌可以改善上述情况。

5.1.3　肠道菌群与机体疾病之间的关系

已有大量研究发现，肠道菌群的改变与机体罹患的多种疾病之间存在密切关系，例如肠易激综合征、代谢相关疾病（如糖尿病、肥胖）、循环系统疾病（如动脉粥样硬化）、免疫系统疾病（如过敏、哮喘、类风湿）、恶性肿瘤（如肠癌、胆管癌）、贫血、恶病质等。肠道菌群失调会加快疾病病理生理进程，疾病状态下的肠道环境改变又会影响肠道微生态，如不能打破这样的恶性循环，肠道微生态失衡最终可能成为机体多器官功能衰竭的一个驱动因素。

5.2　呼吸道菌群与人体健康

已有的国内外关于呼吸道菌群的研究远不如肠道菌群的深入，但是仍然有令人惊喜的发现。呼吸道菌群与肠道菌群一样，也影响着机体的健康，与一些疾病的发生存在相互关系。

5.2.1　呼吸道菌群的构成、分布及作用

呼吸道分为上呼吸道和下呼吸道，上呼吸道包括前鼻、鼻腔、鼻窦、鼻咽、咽鼓管、中耳腔、口腔、口咽部和喉，构成了外界环境与下呼吸道和消化道之间的交界。下呼吸道包括气管、各级支气管和肺。健康成年人整个呼吸道黏膜表面都有细菌定植，主要属厚壁菌门、拟杆菌门、放线菌门、变形杆菌门和梭杆菌门。其中，厚壁菌门、拟杆菌门是呼吸道内的优势菌群，分别占呼吸道菌群的 53.139%、15.724%。不同个体、不同部位、不同年龄、不同进食（喂养）方式，都会造成呼吸道菌群构成及分布的明显区别。

传统观念认为，下呼吸道是无菌的，但随着高通量测序等技术的发展，有研究人员发现下呼吸道实则也存在细菌定植，菌种类型无明显差别，只是数量远远少于上呼吸道。呼吸道各菌群之间通过产生抗微生物多肽，在种类、数量

上保持动态平衡，与免疫系统相互"耐受"，与机体和平共处。

5.2.2　呼吸道菌群与疾病

随着研究技术的发展、对呼吸道菌群的研究的深入，研究人员发现，呼吸道菌群构成的变化、特定细菌的定植与呼吸系统疾病之间存在相关性。例如，慢性阻塞性肺疾病（chronic obstructive pulmonary disease，COPD）患者的呼吸道核心菌群与健康人群的是一致的，只是构成比存在差异；儿童哮喘的发生与下咽区肺炎链球菌、衣原体或卡氏杆菌有关，另外，变形杆菌门丰度增加也与气道高反应性相关；肺囊性纤维化（cystic fibrosis，CF）患者与健康人群相比，其呼吸道放线菌门占更大比例，菌群比例的破坏，会导致致病菌和条件致病菌繁殖活跃，这可能是 CF 发生的原因之一；急性中耳炎（acute otitis media，AOM）患儿与健康儿童相比，AOM 患儿鼻咽部微生态的菌群多样性和密度均降低。环境污染可导致呼吸道菌群构成及分布的改变，进而改变呼吸道微生态，导致相关疾病的发生。

5.3　女性生殖系统菌群与人体健康

女性生殖系统由阴道连接子宫和外生殖器，这个富有伸展性的腔道由黏膜、肌层和外膜组成。阴道分泌物起润滑管道的作用，其正常 pH 值多为 3.8~4.4，呈弱酸性，起到预防感染的作用。健康女性阴道内最重要的优势菌是乳杆菌，占阴道微生物总量的 75%~95%。它具有的生理功能为：产生乳酸、过氧化氢（H_2O_2）以维持阴道的酸性环境，抑制不耐酸的微生物繁殖；占位效应抑制其他细菌生长繁殖；分泌多种抑菌物质，拮抗其他阴道微生物，从而保持其优势菌群的地位；刺激机体产生免疫防御，维持女性阴道"自净"。

乳杆菌的活性与女性雌激素水平的变化密切相关。雌激素可刺激阴道上皮细胞增殖，产生大量糖原，乳杆菌以这些糖原为能量，分解糖原生成乳酸和其他有机酸，从而维持阴道微环境的弱酸性。由此可见，女性生理、病理原因引起的雌激素水平变化会直接影响阴道微生态，这也是特定时期女性容易罹患细菌性阴道炎、真菌性阴道炎等疾病的原因。

随着分子生物学技术在微生态研究中的发展及广泛应用，研究人员发现并非所有乳酸杆菌都是阴道微生物屏障的有益成分，不同菌种可能发挥着不同的作用。正常的女性阴道菌群以卷曲乳杆菌、惰性乳杆菌、詹氏乳杆菌和加氏乳杆菌中的 1~2 种为主。阴道卷曲乳杆菌可以竞争性排斥其他细菌在阴道内的定植。

有研究发现，惰性乳杆菌适宜 pH 值较高的环境，当其在阴道菌群中成为优势菌时，机体更容易罹患细菌性阴道炎。不同乳杆菌产过氧化氢的能力也不同，而产过氧化氢的能力与机体抗感染能力有关。卷曲乳杆菌产过氧化氢的能力最强，因此当阴道菌群中的卷曲乳杆菌占优势时，机体不易出现细菌性阴道炎。由于乳杆菌的活性与女性激素水平存在明显相关性，因此在激素水平变化时，乳杆菌的构成比也会出现变化。例如，卷曲乳杆菌持续存在于整个月经周期，但较排卵前期、排卵后期而言，行经期其数量下降约 100 倍；与之相反，惰性乳杆菌、阴道阿托波菌、普雷沃菌和加德纳菌的数量在行经期却有所增加，而行经期女性更易出现阴道感染；妊娠期乳杆菌丰度下降，因此孕期易反复罹患阴道感染，且孕早期阴道感染可能影响胚胎发育，孕晚期阴道感染可能造成胎膜早破、产褥感染等；绝经期妇女雌激素水平降低，阴道微生态十分脆弱，容易发生妇科疾病。此外，经常进行阴道冲洗的妇女与不经常进行阴道冲洗的妇女相比，细菌性阴道炎的发生率上升 1.2~5.1 倍。饮食结构丰富，细菌性阴道炎的发病率会下降；高糖饮食则会增加细菌性阴道炎的发病率。

5.4　婴幼儿机体微生态与优生优育、科学喂养

胎儿在出生后开始进入有菌的世界，开始迎接前所未有的挑战。经历自然分娩的胎儿，从接触产道开始，就迎来了细菌在其身体的定植。自然分娩的胎儿与剖宫产的胎儿相比，可以获得更为均衡的菌群。有研究表明，自然分娩的胎儿患哮喘、肺部感染、呼吸窘迫、肺囊性纤维化等呼吸道疾病和腹泻、高胆红素血症等消化系统疾病的概率均低于剖宫产的胎儿。胎儿出生后喂养方式的不同，也会影响婴幼儿机体形成不同的微生态。母乳喂养的婴儿和人工喂养的婴儿的呼吸道、胃肠道内，菌群分布存在差异，前者机体具有更均衡的微生态环境，因此也可以更好地促进免疫系统的发育，增强对外界不良刺激的防御功能。由此可见，自然分娩、母乳喂养对婴幼儿健康以及今后的成长都十分有益。

5.5　合理使用抗生素

1928 年，青霉素的发现改变了当时因细菌感染死亡率居高的状况，同时也开启了人类与微生物博弈的时代。自 20 世纪 40 年代青霉素批量生产到抗生

素种类丰富的今天，人类研发、生产抗生素的能力及速度显著提升，这如同一把双刃剑，一方面让人们在面对细菌感染时有了更多的武器，另一方面说明细菌也在进化，正因耐药菌的出现，更广谱的抗生素才不断被需要。滥用抗生素对环境的危害在于耐药菌的增加，对机体而言，则是菌群的失衡。如前所述，人体菌群失衡后，接踵而至的便是机体免疫系统、呼吸系统、消化系统等的病理变化，甚至出现更为严重的感染以及除感染以外的其他病症；相应的，耐药菌的增加致使人们对抗生素的需求增加，两者形成了恶性循环，结果如何不言而喻。因此，加强对抗生素的管理，合理使用抗生素，无论对个人还是社会都至关重要。

抗生素的使用应由专业的临床医生根据患者病史、实验室检查结果、病原学检查结果等做出判断，患者在临床药师的监管下按照药物说明书严格用药，增加病原学送检率，减少广谱抗生素的使用；根据药敏试验结果合理选药，对耐药菌感染做好隔离工作；同时加强公众对细菌感染、抗生素使用方面的认识；有关部门要严格管控社会药房，做好手卫生的宣传工作，减少抗生素的过度使用、不当使用。只有做好宏观把控、细节监管，才能真正做到合理使用抗生素。

5.6　微生态调节剂的临床应用

随着各学科专家、学者对菌群、微生态的深入研究，机体菌群的平衡在临床各个专业都受到越来越多的关注。机体菌群的失衡、益生菌的减少，可造成诸多疾病，因此，针对不同疾病补充益生菌、调节菌群状态，能有效改善患者的状况。

微生态调节剂是一个内涵广泛的术语，包括活菌体、死菌体、菌体成分、细菌代谢物及生长促进物质。目前，国际上使用的微生态调节剂可分为益生菌（probiotics）、益生元（prebiotics）及合生元（synbiotics）三类。益生菌是指能够促进肠内菌群生态平衡，对宿主起有益作用的活的微生物制剂。益生菌作为制剂应符合以下几个标准：益生菌必须具有存活能力，并能进行工业化规模生产；在使用和储存期间，应保持存活状态并具有良好的稳定性；在肠道内或其他生存环境内具有存活能力（不一定繁殖）；必须对宿主产生有益作用；无毒、无害、安全，使用后无不良反应。因此，益生菌所采用的菌种主要来源于宿主正常菌群中的生理性优势细菌、非常驻的共生菌和生理性真菌三大类。益生元是指选择性刺激益生菌生长与活性而对机体产生有益的影响、改善健康的物质。合生元是指由益生菌和益生元制作的复合制剂。除此之外，还有粪菌移植（fecal microbita transplantation，FMT），即将健康者粪便中的功能菌群移植至患者胃肠道中，重建肠道微生态平衡，以治疗特定肠道及肠道外疾病。中医的"扶正祛邪"理论与补充微生态调节剂治疗疾病的观点殊途同归，中医药中诸如黄芪、党参、枸杞、刺五加、五味子等可以促进双歧杆菌的生长，相当于益生元的作用，这可能是中医调理脾胃的原理之一。临床上通过应用微生态调节剂给机体补充益生菌或补充益生菌所需物质治疗诸如肠易激综合征、慢性疲劳综合征、肥胖症、2 型糖尿病、肝硬化、肝衰竭、结肠癌、幽门螺杆菌感染、结直肠癌、腹泻、贫血、多器官功能衰竭等胃肠道和非胃肠道相关疾病。

参考文献

曹泽毅. 中华妇产科学（临床版）[M]. 北京：人民卫生出版社，2000.

戴森戈，关飞云，张文森，等. 胎膜早破与生殖道感染的相关性探讨 [J]. 中国计划生育学杂志，2016，24（1）：46−49.

胡建荣，许华俊，李庆云，等. 细颗粒物 $PM_{2.5}$ 对全身各系统疾病的影响及相关机制研究进展 [J]. 临床肺科杂志，2015（5）：926−928.

胡学智. 益生元−双歧杆菌生长促进因子 [J]. 工业微生物，2005，35（2）：50−60.

江巍，高凤荣. 维生素 D 缺乏相关性疾病研究进展 [J]. 中国骨质疏松杂志，2014（3）：331−337.

任亚方，王珂珂. 新生儿肠道细菌定植研究进展 [J]. 国际儿科学杂志，2010，37（1）：101−103.

王瑞君. 人体的胃肠道微生态系统和微生态失衡 [J]. 渝西学院学报（自然科学版），2005，4（4）：39−41.

张红艳，王培昌，白书媛. 痰标本质量控制与培养阳性率的分析 [J]. 中华临床医师杂志（电子版），2013（1）：206−207.

赵艳丽，蔺莉. 妊娠晚期妇女阴道微生态的纵向变化 [J]. 中华围产医学杂志，2011，14（8）：495−497.

左玉，冯丽霞，贾泽慧. 维生素类化合物的研究进展 [J]. 粮食与油脂，2015（9）：1−5.

Arpaia N，Campbell C，Fan X Y，et al. Metabolites produced by commensal bacteria promote peripheral regulatory T-cell generation [J]. Nature，2013，504：451−455.

Carlson E S，Chen J，Casters Allen R，et al. Disordered microbial communities in the upper respiratory tract of cigarette smokers [J]. PLoS One，2010，5（12）：e15216.

Costalonga M，Herzberg M C. The oral microbiome and the immunobiology of periodontal disease and caries [J]. Immunol Lett，2014，162（2）：22−38.

Costello E K, Stagaman K, Dethlefsen L, et al. The application of ecological theory toward an understanding of the human microbiome [J]. Science, 2012, 336 (6086): 1255-1262.

Fei N, Zhao L. An opportunistic pathogen isolated from the gut of an obese human causes obesesity in germfree mice [J]. ISME Journal, 2013, 7 (4): 880-884.

Fredricks D N, Fiedler T L, Marrazzo J M. Molecular identification of bacteria associated with bacterial vaginosis [J]. The New England Journal of Medicine, 2005, 353 (18): 1899-1911.

Fuentealba C, Figuerola F, Estevez A M, et al. Bioaccessibility of lignans from flaxseed (Linum usitatissimum L.) determined by Single Batch in vitro simulation of the digestive Process [J]. Journal of the Science of Food and Agriculture, 2014, 94, 1729-1738.

Hill M J. Intestinal flora and endogenous vitamin synthesis [J]. European Journal of Cancer Prevention, 1997, 6 (1): 43-45.

Hilty M, Qi W, Brugger S D, et al. Nasopharyngeal microbiota in infants with acute otitis media [J]. The Journal of Infectious Diseases, 2012, 205 (7): 1048-1055.

Huang Y J, Nelson C E, Brodie E L, et al. Airway microbiota and bronchial hyperrespons-iveness in patients with suboptimally controlled asthma [J]. Journal of Allergy and Clinical Immunology, 2011, 127 (2): 372-381.

Ivaylo I. Ivanovl, Dan R. Littman. Modulation of immune homeostasis by commensal bacteria [J]. Current Opinion in Microbiology, 2011, 14 (1): 106-114.

Jensen A, Fags-Olsen H, Sqbrensen C H, et al. Molecular mapping to species level of the tonsillar crypt microbiota associated with health and recurrent tonsillitis [J]. Plos One, 2013, 8 (2): e56418.

Kadooka Y, Sato M, Imaizumi K, et al. Regulation adiposity by probiotics (Lactobacillus gasseri SBT2055) in adults with obese tendencies in a randomized controlled trial [J]. Eurpean Journal of Clinical Nutrition, 2010, 64 (6): 636-643.

Karlsson F H, Tremaroli V, Nookaew L, et al. Gut metagenome in European women with normal, impaired and diabetic glucose control [J]. Nature, 2013, 498 (7452): 99-103.

Katherine O'Neill, Judy M Bradley, Elinor Johnston, et al. Reduced bacterial colony count of anaerobic bacteria that is associated with a worsening in lung clearance index and inflammation in cystic fibrosis [J]. Plos one, 2015, 10 (5): e0126980.

Kimum I, Ozawa K, Inoue D, et al. The gut microbiota suppresses insulin-mediated fat accumulation via the short-chain fatty acid receptor GPR43 [J]. Nature Communications, 2013 (4): 1829.

Legatzki A, Rosler B, and von Mutius E. Microbiome diversity and asthma and allergy risk [J]. Current Allergy and Asthma Reports, 2014, 14 (10): 466.

McNally L, Brown S P. Building the microbiome in health and disease: niche construction and social conflict in bacteria [J]. Philosophical Transactions of the Royal Society of London, Series B, Biological Sciences, 2015, 370 (1675).

Niall P Hyland, Eamonn M M Quigley, Elizabeth Brint. Microbiota-host interactions in irritable bowel syndrome: Epithelial barrier, immune regulation and brain-gut interactions [J]. World Journal of Gastroenterology, 2014, 20 (27): 8859—8866.

Panzer A R, Lynch S V. Influence and effect of the human microbiome in allergy and asthma [J]. Current Opinion in Rheumatology, 2015, 27 (4): 373—380.

Rafie E, Salemi Z, Ghaffari M A, et al. The effect of metformin, acarbose and their combination on visfatin level in nicotinamide/streptozocin-induced type 2 diabetic rats [J]. Daneshvar Medicine, 2014, 22 (113): 53—62.

Rombouts Y, Ewiug E, van de Stadt L A, et al. Anti-citrullinated protein antibodies acquire a pro-inflammatory Fc glycosylation phenotype prior to the onset of rheumatoid arthritis [J]. Annals of the Rheumatic Diseases, 2015, 74 (1): 234—241.

Sahin-Yilmaz A, Naclerio R M. Anatomy and physiology of the upper airway [J]. Proceedings of the American Thoracic Society, 2011, 8 (1): 31—39.

Selle K, Klaenhammer T R. Genomie and phenotypic evidence for probiotic influences of Lactobacillus gasseri on human health [J]. FEMS Microbiology Reviews, 2013, 37 (6): 915—935.

Sutherland E R, Martin R J. Asthma and atypical bacterial infection [J]. Chest, 2007, 132 (6): 1962—1966.

Gevers D, Knight R, Abubucker S. The Human Microbiome Project (HMP) Consortium. Structure, function and diversity of the healthy human microbiome [J]. Nature, 2012, 486 (7402): 207—214.

Feng T, Elson C O. Adaptive Immunity in the Host-Microbiota Dialog [J]. Mucosal Immunology, 2011, 4 (1): 15—21.

Weichenthal S, Hoppin J A, Reeves F. Obesity and the cardiovascular health effects of fine particulate air pollution [J]. Obesity (Silver Spring), 2014, 22 (7): 1580—1589.

Yan M, Pamp S J, Fukuyama J, et al. Nasal microenvironments and interspecific interactions influence nasal micmbiota complexity and S. aureus carriage [J]. Cell Host & Microbe, 2013, 14 (6): 631—640.

Younes H, Coudray C, Erlanger J, et al. Effects of two fermentable carbohydrates and their combination on calcium and magnesium balance in rats [J]. British Journal of Nutrition, 2001, 86 (5): 479—485.

第6章 癌症与免疫平衡

　　癌症（cancer），指起源于上皮组织的恶性肿瘤，是恶性肿瘤中最常见的一类，而起源于间叶组织的恶性肿瘤统称为肉瘤（sarcoma）。本章所说的癌症泛指所有恶性肿瘤。癌症具有细胞分化和增殖异常、生长失去控制、浸润性和转移性等生物学特征，其发生是一个多因子、多步骤的复杂过程，分为致癌、促癌、演进三个过程。最新研究结果显示，生命顽强的癌细胞含有一种端粒酶。正常细胞与癌细胞的染色体末端都有一段 DNA（被称为端粒），它赋予子代细胞与亲代细胞相同的遗传特性。正常细胞每分裂一次，其端粒便要缩短一些，经过若干次分裂之后，端粒消耗殆尽，细胞便老化衰亡，而癌细胞由于端粒酶保护端粒在细胞分裂时不受损耗，因而具有超强的分裂能力。所谓癌症三级预防，即：一级预防——癌症的病因学预防；二级预防——早期发现、早期诊断、早期治疗；三级预防——对癌症患者进行综合治疗，提高治愈率，降低死亡率，防止残疾或减轻致残程度，改善癌症患者生活质量，开展康复指导，预防癌症的复发和转移。2015 年有统计显示，世界上每六个人死亡其中就有一个是因为癌。另外，一个人患癌后，对整个家庭的影响是巨大的。面对逐年升高的癌症发生率，人们虽然可以不断研发出新的药物以应对癌症的发生发展，但是依然会有很多人因癌症而失去生命，所以癌症研究不光是一个健康问题，更是一个重大的社会和经济问题。

6.1　癌症的发生

6.1.1　致病因素

　　癌症的致病因素，一般而言有两个。一个是外部因素：①化学致癌因素。

这类因素是目前导致肿瘤发生发展的主要原因，其来源甚广，种类繁多。与人类关系密切的化学致癌物质就有数百种之多。化学物质致癌潜伏期相对较长，对人类危害极大，广泛存在于食物、生产作业环境、农药、医疗药品之中。②物理致癌因素。物理致癌因素包括灼热、机械性刺激、创伤、紫外线、放射线等，值得重视的是辐射危害可以来自环境污染也可以来自医源性。③生物致癌因素。这类因素研究较多的是病毒等。另一个是内部因素：①免疫系统功能的影响。人体免疫系统是机体的护卫军，当其功能正常时，能有效地抵抗、消灭外侵和机体产生的异己物质，整体的免疫功能在肿瘤的发生中占有重要的地位。②内分泌紊乱的影响。内分泌紊乱对某些肿瘤的发生发展有一定促进作用。③遗传因素的影响。遗传因素对人类肿瘤的产生具有一定影响，一般认为不超过 20%。④精神因素的影响。精神因素包括我国医学所概括的喜、怒、忧、思、悲、恐等。

6.1.2　发病机制

癌症发生是一个长期、渐变的过程，从正常细胞到形成肿瘤细胞，通常需要数年甚至更长的时间。它是一种非传染性全身性慢性疾病。癌细胞是由正常细胞在环境及遗传等各种因素的诱导下产生的，但不是有了癌细胞就会产生癌症。在人一生的成长与衰老过程中，其实每天都在与癌细胞打交道，据统计，正常人每天都会产生约 3000 个癌细胞，但由于人体有相当强大的免疫系统护卫，这些癌细胞产生后不久就会被免疫细胞消灭，然而当人体免疫监视功能不能清除突变细胞或者当这些突变细胞的生长超越了免疫监视功能的限度时，机体就会形成肿瘤，这时人们才会患上癌症。流行病学有统计表明，癌症的发病率随年龄的增长而升高，而且是呈几何级数升高的。

6.1.3　人体细胞突变理论及其他

1914 年，勃伏利提出人体细胞突变理论，认为细胞突变为许多癌症的起因。论据之一是癌症的发病率随年龄增长而升高，论据之二是已知能诱发基因突变的所有化学诱变剂或物理因素，几乎都是致癌的。如沥青中的一些化学物质经常接触皮肤，可能会引发皮肤癌；大剂量苯中毒时，可能会诱发白血病（血癌）；吸烟易诱发肺癌，这和烟叶中的尼古丁有关；经常接触放射性物质或从事放射线工作的人其白血病、骨髓癌的发病率通常较高。癌症起始于一个细胞突变，而人体是由大量体细胞组成的。有研究认为，正常人体约有 10^{14} 个细胞，在人的整个一生中约进行 10^{16} 次细胞分裂，人体的自发突变频率约为

1.4×10^{-10}。如加上自然界一些较普遍存在的致突因素（如辐射等），突变频率则远高于这个数值。如单细胞可形成癌变，依据自发突变频率计算，人的一生中将会有28%的细胞发生癌变。然而事实上，人体癌症发病率并没有预想的那样高。由此可见，一次突变并不足以将一个健康细胞转变为癌细胞。一个细胞癌变须在一个细胞中发生几次单独的突变，这些突变的共同作用才有可能诱发细胞癌变。不过相关领域对癌细胞产生的原因没有完全一致的见解，仍存争论。一些人认为，正常细胞转化为癌细胞是由于致癌病毒诱发的。有研究认为，过去的几十年里，癌变的体细胞突变理论为主流，尽管取得了不少成果，但肿瘤防治未获重大突破，提示该假说存在问题。根据肿瘤表遗传学和干细胞的研究进展，至少存在如下几个方面问题：癌细胞起源基本上错了，不是每个体细胞，很可能是干细胞或早期祖细胞；不是每个癌细胞，很可能仅有癌干细胞才有增殖和转移的能力；癌变机制对了一半，不仅有突变，而且有表遗传学改变。麦尔·格里夫斯在《癌症：进化的遗产》中提出：癌症本身就是地球生命数十亿年进化过程的自然产物。只要有进化，就会有突变，也就会有癌症。这一独特观点为癌症研究和治疗提供了崭新的思路。

6.2 人体免疫系统与肿瘤免疫

6.2.1 人体免疫系统

1980年，WHO正式宣布全球根除了天花。这是人类历史上用人工免疫的方法消灭的第一个传染病，无疑是医学史上最伟大的成就之一。人体免疫具有三大功能：①免疫的防御功能，指机体抵抗病原微生物感染的能力，能有效抵御病菌、病毒等对机体的入侵，从而使人体保持健康状态。如果免疫系统的防御功能过弱，人体就会反复发生各种感染；反之过强，人体又易发生变态反应。②免疫的稳定功能，指机体清除体内衰老、死亡或损伤的自身细胞的能力。人体的各种组织、细胞都有一定的寿命，它们不断地进行着新陈代谢以维持机体的健全。机体也必须从体内不断地清除衰老和死亡的细胞，促使细胞新生。在这方面，免疫的稳定功能起着重要的作用。如果这种功能过强，把正常细胞也当作衰老的或损伤的细胞来清除，就会导致人体自身免疫性疾病的发生。③免疫的监视功能。这种功能可以识别和消灭机体内产生的突变细胞。在外界环境影响下，人体内细胞经常发生变异，这时，体内的免疫监视功能可及时发现这种异常细胞，并将其及时清除。如果这种功能减弱，人体就会发生肿瘤。人体免疫的上述三大功能构成了一个完整的免疫系统，三者的完整性是机体健康正常的基本保证，其中任何一个功能的缺失都可导致免疫功能障碍，由此引发相关疾病。已知，当病菌、病毒或异物（包括肿瘤细胞）等入侵人体后，免疫系统中的巨噬细胞首先发起进攻，将它们吞噬到"肚子"里，然后通过酶的作用把它们分解成一个个片段，并将这些微生物片段显现在巨噬细胞的表面，成为抗原，让免疫系统中的 T 细胞知道。T 细胞与巨噬细胞表面的微生物片段立刻发生反应，此时巨噬细胞产生的淋巴因子便可激活 T 细胞。T 细胞一旦醒来立即向整个机体的免疫系统发出"警报"，随后免疫系统会出动一种杀伤性的 T 细胞，并产生专门的 B 细胞，通过 B 细胞产生抗体。上述杀伤性的 T 细胞能发现那些已经被感染（异己）的细胞并将其摧毁掉；而 B 细胞产生的抗体则与致病微生物相结合将其清除。这便是细胞免疫（T 细胞）与体液免疫（B 细胞）共同作用的结果。通过以上一系列复杂的过程，免疫系统捍卫着人体的健康。当第一次感染被抑制住后，免疫系统会把这种致病微生物的入侵过程记录下来，如果人体再次受到同样的致病微生物入侵，就可以清楚地知道该怎样对付它们，并能够很容易、很准确、很迅速地做出反应，将"入侵者"消灭掉。

6.2.2 肿瘤免疫

在机体免疫监视功能正常的情况下，当体内出现恶变细胞时，免疫系统能够识别并通过免疫机制特异地清除"非己"细胞，抵御肿瘤的发生发展。然而，恶变细胞在某些情况下能通过多种机制逃避机体的免疫监视，在体内迅速增殖并形成肿瘤。也就是说，一方面，机体可通过天然和获得性免疫抵抗肿瘤的发生；另一方面，肿瘤细胞可通过多种机制逃避机体免疫的识别和攻击。肿瘤的发生与否及转归如何取决于这两方面的综合作用。免疫监视学说的一个新观点认为，机体免疫系统可清除机体中对免疫应答敏感的肿瘤细胞，而对免疫应答不敏感的肿瘤细胞则被"选择性"地存留下来并得以快速增殖。因此认为免疫监视一方面也可促使这些具有免疫逃逸能力的肿瘤细胞快速增殖，导致机体抗肿瘤免疫能力越来越弱。然而，免疫"选择"的前提是肿瘤细胞获得了抵御免疫攻击和/或抑制机体免疫应答的能力，即获得了免疫逃逸的能力。免疫耐受、免疫抑制和免疫衰老是肿瘤获得免疫逃逸能力的主要机制。这里提到的肿瘤免疫逃逸（tumor immune escape）是指肿瘤细胞通过多种机制逃避机体免疫系统的识别和攻击，从而得以在体内生存和增殖的现象，包括：①低免疫原性；②被识别为自体抗原；③抗原调变作用；④肿瘤诱导的免疫抑制作用；

⑤肿瘤诱导产生豁免区域；⑥宿主免疫功能低下或免疫耐受或抗原递呈细胞（APC）递呈功能低下等。肿瘤可诱导机体产生免疫抑制细胞，对机体抗肿瘤免疫应答起负性调节作用，是肿瘤免疫逃逸的主要机制之一。有研究证实，肿瘤患者的血液和肿瘤组织中存在能够抑制机体抗肿瘤免疫应答的调节性 T 细胞（regulatory T cells, Treg）。鉴于此，逆转肿瘤免疫逃逸的新策略有：①细胞因子治疗。通过输注细胞因子，可调节机体免疫应答、直接杀伤肿瘤细胞、抑制肿瘤细胞增殖和促其分化成熟。临床抗肿瘤免疫治疗最常用的细胞因子包括：白介素-2（IL-2）、干扰素（IFN）等。②过继性细胞免疫治疗。过继性细胞免疫治疗通过回输抗肿瘤免疫效应细胞，以提高机体抗肿瘤免疫能力，如细胞因子诱导的杀伤细胞（CIK）、LAK 细胞、肿瘤浸润淋巴细胞（TIL）等。③使用以 DC 为基础的肿瘤疫苗。以 DC 为基础的肿瘤疫苗包括肿瘤抗原致敏的 DC 疫苗和基因修饰的 DC 疫苗。首项获得美国 FDA 批准的自体细胞免疫治疗——Provenge（Sipuleucel-T）属于前者。Provenge 由包括 APC 在内的自体外周血单个核细胞组成，在体外经前列腺酸性磷酸酶（PAP）和粒细胞-巨噬细胞集落刺激因子（GM-CSF）激活后回输至患者体内。一项以安慰剂为对照的随机、双盲、多中心Ⅲ期临床研究组织了 512 例经激素治疗无效的转移性前列腺癌患者，对其中 341 例进行 Provenge 治疗，其余为安慰剂组。与安慰剂组相比，Provenge 组的中位生存时间显著延长，3 年生存率提高。Provenge 的成功是肿瘤免疫治疗一个令人兴奋的进步，但目前肿瘤免疫治疗的总体疗效还不是十分理想。由于各种肿瘤免疫逃逸机制总是处于一个复杂的免疫网络中，治疗研究的思路必须避免局限于某类抗原肽、某个因子、某种细胞。期待随着肿瘤免疫逃逸机制研究的不断深入，能有越来越多的新的免疫治疗思路被应用于临床。

6.2.3 人体免疫系统是一支高效的快速反应部队

人体免疫系统每时每刻都在保护着人体健康。它的任务复杂而繁重，不仅要时刻保护人体免受外来入侵物的危害，同时也要预防体内细胞突变引发癌症的威胁。如果没有人体免疫系统的保护，就算一个喷嚏也可能致命。有相关研究显示，人体 90% 以上的疾病与免疫系统失调有关。而人体免疫系统的结构是繁多而复杂的，并不固定在某一个特定的位置或器官，相反，它由人体多个器官共同协调运作。骨髓和胸腺是人体主要的淋巴器官，外围的淋巴器官则包括扁桃体、脾、淋巴结、集合淋巴结与阑尾。最近有研究显示，盲肠和扁桃体内有大量的淋巴结，这些结构能够协助免疫系统运作。自从抗生素发明以来，科学界一直致力于药物的发明，期望它能治疗疾病，但有时事与愿违，研究人员逐渐发现人们对化学药物的使用会刺激免疫系统中的某种成分，但它无法替代免疫系统的功能，并且还会产生对人体健康有害的副作用，扰乱免疫系统平衡。

6.2.4　免疫系统在肿瘤发生发展中的重要性

　　人体有一个完善的免疫系统执行免疫功能，系统由免疫器官（骨髓、胸腺、淋巴结、脾脏、阑尾等）、免疫细胞（淋巴细胞、单核吞噬细胞、中性粒细胞、肥大细胞、嗜碱性/酸性粒细胞等）、免疫分子（补体、免疫球蛋白、细胞因子等）组成。免疫系统的作用是执行免疫的三大功能，其中免疫监视功能低下与肿瘤的发生关系最为密切。成人体内的造血干细胞和祖细胞的输出及免疫细胞进入血液循环对于免疫监视来说是必不可少的，是宿主防御、修复机制的重要组或部分。尽管人体有免疫系统的监视功能，但肿瘤却能发生，由此学者构想出了肿瘤免疫编辑理论，该理论编辑出了发展中的肿瘤逃避免疫检测和清除的机制。肿瘤免疫编辑分三阶段，分别是清除、平衡、逃逸。清除阶段，肿瘤细胞可能被完全清除、可能被部分清除，后一种情况则会形成一个平衡状态，在此又可能出现新的变种、新的基因突变，使得肿瘤细胞的抗免疫攻击能力增强。这一逃逸机制可能归因于干扰素受体信号途径等。总之，当免疫系统未能完全清除肿瘤细胞时，可能筛出了能逃避、抵抗免疫应答的肿瘤细胞，导致逃逸阶段的出现。

6.3　肿瘤的微环境

6.3.1　肿瘤微环境的概念

　　肿瘤微环境是指肿瘤的发生、生长及转移与肿瘤细胞所处的内外环境有着密切关系，它不仅包括肿瘤所在组织的结构、功能和代谢，而且与肿瘤细胞自身的（核和胞质）内在环境有关。肿瘤细胞可以通过自分泌和旁分泌，改变和维持自身生存和发展的条件，促进肿瘤的生长和发展。人体全身和局部组织也可通过代谢、分泌、免疫、结构和功能的改变，限制和影响肿瘤的发生和发展。肿瘤微环境由癌细胞和多种基质细胞、细胞因子、趋化因子等组成。其中，基质细胞包括成纤维细胞、免疫细胞、内皮细胞、骨髓来源未成熟细胞等，细胞因子如 TNF、VEGF、IL-1 等，趋化因子如 CXCL12、CCL27、

CCL21 等。长期以来，肿瘤侵犯和转移的研究重点都放在肿瘤细胞本身所固有的黏附和迁移能力上，如今，肿瘤微环境成为研究热点，标志着人们对疾病发生认识过程的转变。

6.3.2 肿瘤微环境的特点

正常人每天会产生约 3000 个癌细胞，就癌细胞而言，从一个细胞发展到肿瘤形成存在较多的被突破环节［细胞受到刺激发生基因突变——形态变化（EMT）——侵袭能力发生改变——进入血管等——定植］，而这些过程会随时面临强大的免疫系统的监控和杀伤。

肿瘤微环境的特点主要有以下几个。

（1）低氧环境。1955 年，Thomlinson 等人已留意到许多恶性肿瘤内部存在缺氧的状况。缺氧几乎是恶性肿瘤生长非常普遍的一个标志，截至目前，研究者还在寻找引发肿瘤在缺氧状态下出现恶性病变行为的通路。肿瘤细胞推陈出新的能力旺盛、生长敏捷、繁衍强的特征决定了其对能量需求高，因而对氧气及葡萄糖等物质的耗费比正常细胞高出许多。可是，随着肿瘤本身体积的不断增大，肿瘤细胞因胀大而远离了含养分和氧气的血管，这种供血缺少导致的肿瘤微环境缺氧的程度进一步加深。通过单克隆抗体进行免疫组化的技术研究人员发现，有一种缺氧诱导因子即 HIF-1α（hypoxia inducible factor-1α）在这些缺氧的肿瘤细胞中处于高表达状态。

（2）低 pH 值环境。早些年有一些科学家认为，肿瘤微环境的低 pH 值主要是由肿瘤细胞的无氧代谢决定的。在缺氧而许多葡萄糖进行分化的情况下，糖酵解产生了许多乳酸而致使 pH 值下降。可是，有试验证明即便在体内乳酸产值低的情况下进行氧分压的提升或供血时，仍然存在低 pH 值的状况，这可以证明无氧代谢不是肿瘤微环境发作的仅有机制。实际上，肿瘤细胞的膜系统上存在着多种离子交流体，在建立肿瘤微环境的酸性环境中起着首要作用。其间最典型的是 V-ATPases，它是一个由 13 个单位构成的靠水解 ATP 供能的质子运送通道，散布于某些器官的细胞的囊泡、溶酶体、内质网等细胞器上，功用是将质子从胞内泵到胞外。

（3）高压环境。肿瘤微环境的另一个特点是较正常细胞而言呈现高压状态。正常机体中的淋巴系统对调度体液平衡有重要作用。Diresta 等人在试验中发现，如果将人工淋巴系统植入肿瘤可降低肿瘤细胞间质的压力水平，这说明肿瘤细胞中缺少这种功用性的淋巴系统。更多的研究发现，肿瘤血管不同于通常血管，具有血管构成不均匀散布、毛细血管距离变大、动静脉短路、内皮细胞缺失等特征。恰是这些超微构造的差异，使肿瘤血管舒缩功能下降、管壁易受损、血管阻力增大，还会出现血液浓缩、间质内液体增多、血细胞外渗黏性增大等现象，致使血管高渗，构成肿瘤间质高压。

（4）肿瘤微环境与缓慢炎症相关。在研究肿瘤的进程中，研究人员发现了两个与以往研究不相符的现象。一是以往认为炎症与癌症是互不相干的独立作业，可是经流行病学专家多年研究缓慢炎症与肿瘤的联络后发现，结肠癌、胃癌、膀胱癌、肝癌、胰腺癌等多种癌症会合并呈现缓慢炎症。二是经典免疫学认为活性免疫细胞实现免疫监视的同时还具有清除肿瘤细胞的功能。当肿瘤发生恶变时，有许多炎性免疫细胞被释放到肿瘤微环境中参与调控，其间起着首要作用的是来自骨髓的巨噬细胞、中性粒细胞、肥大细胞等。它们释放出的化学趋化因子、血管生长因子和基质降解酶等，有利于肿瘤的生长和侵袭。

（5）肿瘤微环境中的调控因子。之所以称肿瘤微环境为一个复杂的系统，不仅仅是因为其组成复杂，更是因为其中存在着多种重要的调控因子，包括核转录因子－κB（NF－κB）、诱生型一氧化氮合酶（iNOS）、环氧化酶－2（COX－2）、肿瘤坏死因子－α（TNF－α）、缺氧诱导因子－1α（HIF－1α）、信号转导和转录激活因子－3（STAT－3）等，它们是联系微环境与肿瘤细胞的关键靶点。正是这些调控因子，将肿瘤微环境与肿瘤细胞联系在一起，对整个肿瘤的发生与发展起着重要的调控作用。

6.3.3 防治肿瘤的新思路

此前，人类防治癌症的努力几乎都围绕着肿瘤细胞本身，如今知道了肿瘤微环境对肿瘤的重要影响后，防治肿瘤的理念正在逐渐改变。

（1）积极堵截肿瘤微环境与肿瘤细胞之间的联络。

（2）知晓微环境怎样有利于肿瘤的生长条件机制后，能够挑选更适宜的办法和方案，使用新的药物打破这种条件的构成。如用质子泵按捺剂（proton pump inhibitor，PPI）阻挠 V－ATPases 的反响，阻断 pH 值梯度的构成，达到按捺肿瘤生长的目的，且因其本身需在较低的 pH 值条件下才能发挥作用，因而对正常细胞的毒性很小。

（3）肿瘤的发病机制杂乱，即使再好的单靶向药物或医治办法都不能兼顾细胞中或细胞间生物大分子的相互影响以及肿瘤微环境的信号网络的相互联络，并且单靶向药物通常有剧烈的按捺或激活靶点的作用，若该靶点承当某些生理作用时该药物很可能导致不良反应。已有研究证明，肿瘤干细胞是肿瘤耐药、复发和搬运的本源，缓慢炎症与肿瘤的发作和增殖有关。肿瘤炎性微环境中的 IL－6、IL－8、EGF 等炎性因子和生长因子激活了肿瘤干细胞内的 NF－κB/Stat3 信号通路等。

6.3.4　相关的新研究新发现

（1）肿瘤微环境中存在的维持细胞存活的外泌体（exosome）是一项重要发现。来自美国莱斯大学、MD 安德森癌症中心、贝勒医学院等研究单位的研究人员共同揭示了肿瘤微环境通过外泌体为癌细胞提供营养物质、帮助癌细胞度过营养匮乏的新机制。相关研究结果发表在国际学术期刊 *ELIFE* 上。外泌体被视为免疫应答的调节剂及局部和外周对肿瘤耐受的诱导剂。外泌体广泛存在并分布于各种体液中，携带和传递重要的信号分子，形成了一种全新的细胞间信息传递系统，影响着细胞的生理状态，并与多种疾病的发生与进程密切相关。发现细胞内的主要运输系统——囊泡运输的调节机制的科学家获得了2013 年的诺贝尔生理学或医学奖。作为人体内的一类重要囊泡，外泌体已成为科研热点。

（2）癌症相关成纤维细胞是组成多数实体瘤肿瘤微环境的一个主要细胞类型。大量研究证明，细胞代谢改变是癌症的一个显著特征，但大都将研究重点放在肿瘤细胞自身的适应性变化过程上。来自纽约大学医学中心（NYU Langone Medical Center）等处的研究人员揭示了一项与抵御恶性白血病相关的重大研究突破，这或为开发治疗白血病的新型靶向疗法提供帮助，相关研究发表于国际学术期刊 *Cancer Cell* 上。研究人员通过阻断急性 T 淋巴母细胞白血病（T－ALL）核心中的 T 细胞表面的特殊蛋白受体活性，成功地抑制并逆转了 T－ALL 的特殊癌性白细胞的生长。

（3）对小鼠和人类细胞进行试验，研究者发现，阻断名为 CXCR4 的特殊分子就可以在两周内抑制骨髓和脾脏组织中疾病的进展。而 CXCR4 是一种特殊的归巢受体蛋白分子，可以帮助 T 细胞成熟并且将血细胞吸引到骨髓中。而该实验可以使实验活小鼠机体中的白细胞至少超过 30 周的时间免于癌变。进一步对发展为 T－ALL 的小鼠进行研究后发现，剔除 CXCR4 结合的蛋白 CXCL12 或许也可以阻断 T－ALL 的进展。

（4）肿瘤微环境让抵抗肿瘤的 T 细胞因饥饿而失去抵抗能力。来自美国匹兹堡大学癌症研究所的研究人员揭示了支持癌性肿瘤（cancerous tumor）生长的微环境可以让身体派去摧毁这种癌症的免疫细胞处于饥饿之中。这一发现能够显著提高免疫治疗药物的疗效。研究人员证实，当 T 细胞进入肿瘤微环境时，它们的线粒体（在细胞内作为微型工厂发挥作用，制造细胞存活所需的能量和关键分子）开始萎缩和消失，这表明 T 细胞耗尽了能量，不能够发挥摧毁肿瘤的功能。这一发现为几种潜在的能够帮助 T 细胞发挥功能和增强身体抵抗癌症能力的临床方法打开了大门。

（5）有研究人员在 *Nature Medicine* 上发表了他们探索癌症免疫疗法的新成果，有助于帮助人们开辟癌症新疗法。众所周知，人体的免疫系统能够识别自身组织和非自身组织，具有保卫人体内环境安全的功能。人体的免疫系统一旦失调就可能导致发生一些自身免疫疾病。研究人员从这一点出发，对属于免疫系统的调节细胞进行深入探究，这种 T 细胞肩负着抑制免疫反应、保护自身组织不受免疫系统攻击的任务。因此，研究人员希望通过屏蔽这种 T 细胞的功能来促使免疫系统进攻癌细胞。

（6）有科学家找到一种方法，其是将免疫疗法和遗传学结合起来使人体免疫系统特异性攻击患者体内具有特定突变的癌症细胞。科学家首先利用全外显子测序技术从患者体内分离出对肿瘤细胞特异表达的肿瘤浸润淋巴细胞，并在体外进行扩增；然后将这部分淋巴细胞注入患者体内。结果显示，患者肺部和肝部的转移瘤得到控制。13 个月后，当患者病情恶化时继续使用该疗法，持续治疗 6 个月后，该患者肺部和肝部的肿瘤缩小。相关研究成果发表在国际学术期刊 *Science* 上。

（7）癌症免疫疗法的新靶点。发表在国际期刊 *Nature Medicine* 上的一项新研究报告显示，研究人员发现了一种方法，能用来靶定那些可抑制免疫反应的难以预测的细胞，在临床前实验中用多肽消除它们，可保住其他重要的细胞并缩小肿瘤。该研究报告的主要作者得克萨斯大学 MD 安德森癌症中心的 Larry Kwak 博士指出：虽然他们研究这些阻断免疫反应的细胞已经长达十多年，但是一直缺乏一个认定的靶点，因此一直不能关闭这类阻断免疫反应的细胞。这些细胞称为髓源性抑制细胞（MDSCs），大量存在于肿瘤微环境中。髓源性抑制细胞上的一个特定分子可制造一种抗体（一种肽），能结合这些髓源性抑制细胞并将它们处理掉，这是一个全新的癌症免疫治疗靶点。Larry Kwak 博士已经研制出抗癌治疗性疫苗来促发免疫系统攻击肿瘤。

（8）MD 安德森癌症中心的 Futreal 博士认为，要想开发精准的靶向性治疗或免疫治疗，必须先弄清楚肿瘤细胞逃逸和耐药性的产生机理。

6.4 肿瘤免疫治疗

6.4.1 肿瘤免疫治疗之路越走越宽

1990 年，名为 Mark Gorman 的律师被确诊脖子左侧长了一个小型黑色素瘤。医生移除肿瘤后向他保证，癌症被治愈了。然而 8 年后，医生在对 Gorman 例行体检时发现，他的腹部有肿块，黑色素瘤已扩散到肝脏，并且该肿瘤缠绕在下腔静脉上，不能进行手术治疗。晚期黑色素瘤患者在确诊后通常会活 6 到 10 个月。Gorman 的妹妹告诉他，美国科罗拉多州的一家医院正在使用白介素－2（IL－2）对黑色素瘤进行治疗，于是他想尝试一下。IL－2 是 T 细胞在免疫反应中产生的蛋白质。摄入高剂量的 IL－2 可以使 T 细胞快速运转，更容易识别和攻击癌细胞。Gorman 被治愈了，15 年后仍没有癌症复发的迹象。他说："医生说我的免疫系统很聪明。我只觉得自己很幸运。"这种拯救 Gorman 生命的药物是美国食品药品监督管理局（FDA）为启动免疫系统治疗癌症（免疫治疗技术）所批准的第一种疗法。从肿瘤免疫概念的提出到肿瘤免疫治疗的临床应用，经历了近百年的积累与沉淀，如今，肿瘤免疫治疗终于从辅助性肿瘤治疗方式发展为目前公认的最有潜力治愈恶性肿瘤的手段。

6.4.2 肿瘤免疫治疗的复兴时期

自 2011 年 Ipilimumab 获批以来，意味着肿瘤免疫治疗领域进入了复兴时期。肿瘤免疫由于其独特性和在临床上潜在的巨大效益，已成为肿瘤学中的一个亚专科。免疫治疗药物并不是直接攻击肿瘤，而是调动免疫系统，因此，已开发的肿瘤免疫药物包括多种类型，如抗体、多肽、蛋白质、小分子、佐剂、细胞因子、溶瘤病毒、双特异性抗体分子和细胞疗法。多种免疫检测点阻断剂和靶向性免疫细胞药物在多种恶性肿瘤的治疗中取得了良好的临床疗效，极大地推动了肿瘤免疫治疗的临床前研究和临床应用。

肿瘤免疫治疗是通过主动和被动的方式调动机体的免疫系统活性，增强其抗肿瘤免疫功能，从而抑制和杀伤肿瘤细胞。当异物入侵机体时会形成抗原，激发机体的免疫系统，但是肿瘤会诱导机体产生一些信号分子以抑制机体免疫系统，使其不能正常发挥作用，而肿瘤免疫治疗就是要对抗这种抑制作用，从而恢复机体免疫系统的活性，最终控制和杀伤肿瘤细胞。

6.4.3　不断前行中的肿瘤免疫治疗

19 世纪中期，德国病理学家 Virchow 观察到人类肿瘤组织中出现的免疫浸润，首次提出肿瘤免疫的概念。随后，美国医生科利（Coley）将含科利毒素的细菌培养液注射进无法切除的软组织肿瘤，诱发免疫反应，从而推测其有可能发挥抗肿瘤效应。自 20 世纪 70 年代开始，研究人员对免疫系统信号通路和靶点的认识、抗体生物工程突飞猛进的发展促进了免疫干预性治疗方法（如细胞因子 IL-2、IFN-a、刺激 T 细胞的疫苗等）的临床应用，但是临床治疗效果并不理想。靶向性免疫细胞活化以及对 T 细胞免疫应答的开关控制等基础研究的突破，为肿瘤免疫治疗带来了转折。2013 年，*Science* 将肿瘤免疫治疗评价为生命科学的"十大重要突破"之一。

6.4.4　肿瘤免疫治疗的不同机制

目前，被研究最多的肿瘤免疫治疗的方法大致分为两类：第一类是过继免疫细胞疗法——获取患者体内的免疫细胞，根据肿瘤抗原靶标的性质在体外诱导出可能具有杀伤肿瘤能力的细胞，过继输回患者体内发挥抗肿瘤效应。此类疗法包括 LAK、DC、CIK、DC-CIK、CAR-T、TCR-T、NK、CAR-NK、TILs 等。其中，DC、CAR-T 或 CAR-NK 等联合细胞免疫治疗法已经成为肿瘤免疫治疗新的发展趋势。比如 PDC（超强 DC）-T 和 CAR-NK 联合细胞治疗法在临床中可用于治疗包括胃癌、食管癌、结直肠癌、肝癌、胰腺癌、肺癌、肾细胞癌、膀胱癌、前列腺癌、卵巢癌、肉瘤、成胶质细胞瘤等在内的大多数实体肿瘤。第二类是抗体靶向疗法——靶向药物能够通过与肿瘤发生发展及转移过程中必需的特定分子靶点相互作用来抑制癌细胞的生长。肿瘤细胞可通过一系列免疫逃逸机制躲避机体的免疫攻击，从而在体内肆意繁殖，侵犯机体正常组织。近年来，随着肿瘤学、免疫学以及分子生物学等相关学科的迅速发展和交叉渗透，肿瘤免疫治疗因其能有效杀伤肿瘤细胞且对机体副作用较小，越来越受到人们的重视，其疗效评价也因免疫治疗的特殊性而有别于一般的实体肿瘤治疗。

6.4.5　成功的免疫疗法的共性

成功的免疫疗法主要有三个共性：①肿瘤相关抗原的选择，这取决于癌症的类型。在病毒诱导的癌症类型中，抗原也应该来自病毒；在其他起源的癌症类型中，应选择 neo-antigens（源于肿瘤细胞的突变）。②创建一个能够诱导正确免疫细胞的平台，包括产生比例平衡的效应细胞（CD4/CD8$^+$）以及记忆T细胞。③成功的免疫治疗还可以通过特定的联合治疗来实现，比如联合化疗等。总体来说，肿瘤免疫治疗，未来很可能成为癌症治疗的支柱疗法。很多患者期望癌症被治愈或变成一种可控的慢性疾病，要实现这一点仍有大量的工作要做。

6.5　有关癌症的预防

6.5.1　一种可能实现的假说

　　癌症的发生是一个多因素导致的缓慢的过程，绝大多数情况下，机体健全的免疫系统会清除发生异变、突变的肿瘤细胞。尽管肿瘤细胞的发生发展以及影响因素相当复杂，但笔者就肿瘤细胞发生的起始阶段，认为主要有两个因素起决定或制动的作用，一是机体的免疫系统健全与否及功能状况如何，二是致突变因素的量能状况如何。所谓致突变因素的量能状况即是致突变因素的总体强度，包括时间维度。假如我们能在细胞突变启动的第一时间及启动阶段实施制动和防范，或者在此前做好防范的准备（如机体免疫机制的健全与平衡、炎症刺激的有效消除等），那么则可能预防癌症的发生发展。当然这还是一种推测，一种假说。科学性的假说是极具价值的推理（推测），需要实验或实践等的支撑和证明。在临床医学领域，近几年继随机双盲对照试验（RCT）及系统评价（ST）出现了一种新的系统方法——真实世界研究（RWS）试验，希望找到符合真实世界的证据方案。RCT关注的是效力研究（efficacy），RWS关注的是效果研究（effectiveness）。由于真实世界证据是多种临床实践和个人健康管理方面的数据的整合，能够反映真实的临床实践情况，因此它具有与精确医疗相一致的特征——整合性、个性化、真实性。因有更好的还原性，RWS可以有效弥补RCT的不足。实际上，我国一些里程碑式的跨越来源于RWS。中国慢性病前瞻性研究（KSCDC）也是RWS的重要范例，获得了大量高水平的成果。随着2016年美国《21世纪治愈法案》的颁布，RWS开始走进大众的视野。

6.5.2　"真实现象"告诉我们一些可能的现实与客观存在

6.5.2.1　历史性的转折

　　免疫治疗带来了癌症治疗的历史性转折，并向人们展现了十分可观的前景，如此证明，机体免疫调节对肿瘤的消长、转归具有确切的作用。不管是否有外力的作用，机体自身随时随刻都在发生对肿瘤细胞的免疫调节。

6.5.2.2 免疫力与机体同在

机体如失去健全的免疫系统功能，那就一刻也不能正常地生存。除了对外的防御，对内清除异己也有赖健全的免疫系统功能。较典型的例子如接受器官移植的患者（包括皮肤移植、肝移植、肾移植以及心脏移植等），需要长期服用免疫抑制剂，但这样一来就会丧失机体对肿瘤的免疫监视作用。临床观察显示，器官移植患者患肿瘤的风险大大增加，其肿瘤发生率能够从十万分之一提高到百分之一，即患肿瘤的风险增加了一千倍。

6.5.2.3 不同的生活方式、行为习惯导致不同的免疫状态

生活在相同环境下的人们有的患癌症、有的未患癌症，究其原因，很重要的一点在于他们各自的免疫状况。比如不同的生活方式、行为习惯可导致机体拥有不同的免疫状态。

6.5.2.4 癌前病变

癌前病变在不同个体身上有差别。癌前病变者被要求进行定期检测，以期尽早地阻断相关刺激因素或较早地采取医疗措施。结果是有的终生不会发展成癌症，有的却会很快地发展成癌症，显然这样的迥异表现主要是因为机体不同的免疫状况。

6.5.2.5 带瘤生存

带瘤生存在临床上已非少见情形。带瘤生存是指肿瘤与机体处于一个动态平衡状态，在较长的一段时间里，肿瘤不再继续具有不断浸润性生长和局部、远处转移的特性。出现这样一种情形主要归因于机体免疫力所发挥的作用，当然也不排除治疗产生的效果。尽管如此，往后也离不开免疫力的支撑。只有当肿瘤与机体免疫力达到一种平衡状态，较长时间的有一定生活质量的带瘤生存才可能呈现。

近几年，肿瘤内科领域掀起了一个"化疗（靶向治疗）＋免疫治疗"的新浪潮（"免疫治疗＋放疗"业已呈现），这样做的疗效似乎超出了人们的预期。

因肿瘤能够通过宿主细胞的调控网络来逃避免疫系统的攻击，所以能避免免疫介导的供给。分别于 *Science* 和 *The Journal of Clinical Investigation* 上发表的两项研究描述了癌症治疗联合免疫疗法的新策略。《临床肿瘤学杂志》曾发表一篇名为"免疫疗法与化疗相结合或可延长脑癌患者寿命"的文章。文中指出，连续 5 年使用这种新疗法治疗脑癌的患者依然活着，这表明，这种新

的治疗方法似乎可以更有效地治疗癌症。这个例子从侧面说明了带瘤生存的可能。

6.5.2.6 癌症预防是可行的

基于对肿瘤免疫认识的深化，通过真实世界研究和真实现象的客观观察并结合循证证据可以认为，癌症的预防是可行的。对癌症的预防应采用综合的策略或方法，而其中免疫预防被认为是最重要的方法之一。

6.5.3 癌症的综合预防

用于癌症的综合预防的主要方法有：①保持机体健全的免疫力，维护免疫系统的平衡稳定；②及时处理炎症，避免慢性炎症对机体免疫系统的长期刺激；③积极有效地处理癌前病变；④定期体检，及时处理检查出的问题，并将免疫力指标纳入检查内容；⑤以积极合作的心态对待癌症的筛查；⑥科学对待癌症疫苗的预防接种；⑦在日常生活中贯穿平衡健康、健康哲学的理念，并将其作为建立新的生活方式的内髓。

6.5.4 日常生活中如何预防癌症

本部分介绍了一些新近发现或已证实的可以辅助预防癌症的方法。

（1）推荐最新抗癌食物清单。MD 安德森癌症中心（MD Anderson Cancer Center）的 Herndon 推荐人们在准备三餐时可以使用如下清单来选择食物：绿色食物富含抗癌营养素，请确保餐盘里三分之二是蔬菜、水果、全谷物或者豆类食物；剩余三分之一可以选择瘦肉、植物蛋白。Herndon 还建议男性每餐摄入能量以不超过 500 卡路里、女性以不超过 400 卡路里为目标。据美国癌症协会报道，在美国，每年因饮食不当、缺少体育锻炼、超重或肥胖导致的癌症死亡人数，占癌症死亡总人数的三分之一。由此可见，培养以植物为主，富含水果、蔬菜、全谷物及豆类的饮食结构，加上适当的体育锻炼，是减少癌症发生的有效方法之一。

（2）做家务降低患乳腺癌风险。牛津大学路德维格癌症研究所的流行病学家蒂姆·奇伊教授及其同事研究发现，每天花 6 个小时干家务活、快走或种花种菜，可以使女性患乳腺癌的风险降低 13%，每天活动 2.5 小时可使患乳腺癌的风险降低 8%。

（3）少喝酒预防食管癌。瑞典隆德大学一项研究发现，45 岁以上的男性如果少喝酒甚至不喝酒，可降低得食管癌的风险。若再多吃些蔬果，能更有效地预防这类癌症的发生。

（4）少吃香肠、烤肉。英国科学家研究发现，经常食用经过加工的肉类食品（如腊肉、香肠等）将大大增加患肠癌的风险，男性尤其如此。负责该项研究的世界癌症研究基金会的蕾切尔·汤普森医生说：每周应将加工肉类食品的摄入量控制在 70 克以内（相当于三片熏肉的重量）。如果很想吃烤肉，最好用柠檬汁腌制 1 小时后再烤。

（5）少吃糖、少喝甜饮料。日本的一项研究指出，当血液流过肿瘤时，其中约 57％ 的血糖会被癌细胞消耗掉，成为滋养它的营养成分。《美国临床营养学杂志》也有报道，每天喝两杯甜饮料的人，患胰腺癌的风险比不喝的人高 90％。

（6）避免手机长时间直接贴近头部。世界卫生组织下属的国际癌症研究机构宣布，在用一周时间集中整理与手机使用和脑肿瘤有关的科学资料之后，他们决定把手机使用的无线电频率电磁场归类为"可能致癌物"。建议使用者尽量用耳机，避免将手机长时间直接贴近头部。

（7）避免不必要的放射检查。美国哥伦比亚大学医学物理师大卫·勃伦钠曾在《新英格兰医学杂志》上发表论文称，在过去数十年中，美国有高达 2％ 的癌症病例可能是由于 CT 扫描的辐射造成的。辐射长期累积将给健康带来危害。但不必担心低剂量或适当剂量的必要检查。

（8）饮柠檬茶防皮肤癌。美国罗格斯大学的科研人员发现，如果在泡茶时加上柑橘类水果的果皮，饮用者患皮肤鳞状细胞的机会将减少约 70％。柠檬中所含的柠檬酸具有防止和消除皮肤色素沉着的作用。尽量饮用热茶。

（9）吃东西加点大蒜。美国俄亥俄州大学癌症中心的厄尔·哈里森教授介绍说："我们通过尿检发现，大蒜吃得越多，人体内潜在的致癌物质含量就越少。"不过，高温会破坏大蒜中重要的抗癌物质——蒜氨酸，因此建议压碎大蒜放置 15 分钟后即食。

6.5.5　癌前病变

6.5.5.1　癌前病变

"A precancerous condition or premalignant condition, sometimes called a potentially precancerous condition or potentially premalignant condition, is a term used to describe certain conditions or lesions involving abnormal cells which are associated with an increased risk of developing into cancer." 这段英文讲的是一种癌前病变状态。从正常组织到发生癌变的中间阶段称为癌前病变，有人将已经癌变的细胞潜伏在外观正常组织中的状态（潜伏癌细胞）称为

癌前病变，也有人将可逆性的增生阶段称为癌前病变，一般多指组织细胞化生和显著增生，其中也包含独立疾病。该类病变如不加以妥善治疗则可能导致癌症。例如乳腺病、直肠的家族性乳头状腺瘤、慢性胃溃疡、慢性肝炎、肝硬化、水泡状胎块、皮肤的黑痣等。

6.5.5.2 新的界定

世界卫生组织发布的新版《国际疾病分类》界定了癌前病变与癌前状态、不典型增生与异型增生、上皮内瘤变的概念，反映了癌症防治上的重要进展。在组织学上确定一种异常病变，它可能直接发展成癌而不易恢复正常，这种异常病变就是所谓的癌前病变。癌前病变并不意味着必然发展为癌，而是病变恶变可能性增加的标志。其也不意味着所有癌的发展都要经过癌前病变阶段。癌前病变应与癌前状态（或疾病）相区别。癌前状态（或疾病）是指发生癌变的危险性升高的一种临床状态，其在发生发展过程中可出现某种具有癌变潜能的病变——癌前病变。好比萎缩性胃炎不是癌前病变，但其胃黏膜上皮可出现异常增生，后者才称为癌前病变，前者称为癌前状态（或疾病）。异型增生常用来描述多数癌前病变，其包含结构的变化及细胞学异常。此种病变强调的是其异型性及不成熟性以及与癌的相关性，因为被认为是癌前病变，所以需要与反应性、再生性、炎性不典型增生相区别。上述的增生只有细胞学上的轻度异型性，而无不成熟性，与癌不相关。异型增生只有在没有明显浸润时才适用。异型增生特别是高级别的异型增生经常与癌共存。过去对癌前病变曾用"不典型增生"来进行描述，认为它既包含了反应性、再生性、炎性不典型增生，也包含了癌前病变的异型增生。但目前为了区别炎性、再生性、修复性的不典型增生，倾向于将不典型增生用于反应性增生，而将真性肿瘤的不典型增生名之谓异型增生。上皮内瘤的命名最早见于子宫颈鳞状上皮病变，而在新版《国际疾病分类》中更推广应用于子宫颈腺上皮、阴道上皮、外阴鳞状上皮，也有应用于子宫内膜上皮、乳腺上皮及尿路上皮的趋势。上皮内瘤按病变的严重程度曾分为轻、中、重（含原位癌）三级，分别相当于轻、中、重三个等级的异型增生。目前有简化合并等级的倾向，即分为低、高级别的上皮内瘤：低级别相当于轻度异型增生，高级别包括了中、重（含原位癌）度异型增生。

已知恶性肿瘤的发生发展是一个多因素导致的多阶段缓慢的渐变过程。癌前病变本身并非恶性，但在某些因素作用下很容易变为恶性。例如宫颈（或其他部位）鳞状上皮中—重度不典型增生，如果不加以适当治疗，10年后大约1/3的患者要发展为鳞状细胞癌。癌前病变还只是一个病理学术语，不是严格意义上的一种疾病，而癌前状态（或疾病）是人们总结出来的一大类疾病，这些疾病是癌症发生前一般会经历的，提醒人们需要积极进行干预和治疗。

6.5.6　接种疫苗预防癌症

6.5.6.1　HPV 疫苗

子宫颈癌是指发生在女性子宫颈的恶性肿瘤，是最常见的恶性肿瘤之一，其发病率居女性肿瘤的第二位，被称为危害女性健康的杀手。约 99.7％的宫颈癌由人乳头瘤病毒（HPV）感染引起。2008 年度的诺贝尔生理学或医学奖得主哈拉尔德·楚尔·豪森的研究表明，人乳头瘤病毒（HPV）感染是宫颈上皮内瘤变及宫颈癌发生的必要因素，是导致宫颈癌的"元凶"。

HPV 像乙肝病毒一样也是一种 DNA 病毒，现已发现的 HPV 有 200 多种，高危型有 16、18 型等，和宫颈癌的发病有密切关系。研究表明，诸多因素可影响 HPV 的感染；HPV 主要通过性行为传播，也可通过母亲与婴儿间的亲密接触传播。

1991 年，在中国科学家周健与澳洲科学家弗雷泽的共同努力下，抗 HPV 病毒的疫苗研究取得了重大突破。"HPV 病毒样颗粒"首次通过 DNA 技术合成。之后经过长达数十年的临床研发，2006 年，预防性宫颈癌疫苗在美国上市。HPV 疫苗的诞生，为全球众多女性带来了福音。随后，全球陆续有一百多个国家批准了该疫苗的使用。HPV 疫苗是人类历史上第一个癌症疫苗，这使宫颈癌可能成为人类通过注射疫苗来预防的第一个恶性肿瘤。

国外曾有大规模临床随机双盲对照试验对宫颈癌疫苗的安全性、有效性进行了探究，为宫颈癌的一级预防指明了方向。对尚未感染 HPV 的妇女而言，该疫苗在预防子宫颈癌前病变和子宫颈癌方面均显示出长期高度的有效性（＞95％）；四价疫苗对相关 HPV 引起的生殖器病变也有很好的预防效果（约100％）；对于已经感染目标类型 HPV 的妇女，疫苗可显著减少异常细胞学的发生率。

一组 1.7 亿支 HPV 疫苗在全球范围内使用的数据显示，注射该疫苗的人群并没有出现特别严重的不良反应。专门针对中国女性的一项长达 6 年的研究（参与者有 6000 多人）表明，该四价疫苗在预防宫颈癌和与 HPV 相关的宫颈疾病方面具有较高的效力，与全球临床研究的数据相一致，即对 70％的宫颈癌有预防效果。经过大量实验，世界卫生组织（WHO）、美国疾病控制与预防中心（CDC）、欧洲医学鉴定机构（EMEA）等均认为 HPV 疫苗是安全有效的，应积极促进其在全球发达或发展中国家的接种。

美国疾病控制与预防中心（CDC）推荐 11 岁至 12 岁的男孩和女孩可开始

151

接种疫苗。在目标年龄范围内未接种 HPV 疫苗的人，应进行追加疫苗接种，直至 26 岁。美国食品药品监督管理局于 2014 年 12 月批准的新配方——Gar-dasil 9，可预防四价疫苗的原有四株病毒以及其他的五株病毒，这些病毒可引起宫颈癌、外阴癌、阴道癌、阴茎癌和肛门癌。另一个早期的双价疫苗可对抗 16 型和 18 型病毒株（其可导致大部分的宫颈癌）。9-strain 疫苗在降低菌株 6 型、11 型、16 型和 18 型所致的疾病发生方面的有效率可达 99％以上，在降低菌株 31 型、33 型、45 型、52 型和 58 型所致的疾病发生方面的有效率可达 96.7％。

HPV 疫苗只能预防十几种高危型 HPV 中的常见者，并非 100％。人们在做到定期筛查和疫苗接种的同时，还应该提高防范意识，避免过早进行性生活，杜绝性生活混乱。

6.5.6.2　乙肝疫苗

虽然乙肝疫苗并非直接针对肝癌，但其对肝癌的防范有很好的间接效果。

中国是全球乙肝负担最重的国家之一，乙肝疫苗从最初引入中国到全民推广免费接种历时漫长。1992 年，乙型肝炎病毒（HBV）疫苗最初纳入国家计划免疫管理时，由于疫苗供应渠道有限、疫苗价格昂贵且完全由人们自身承担等，造成接种覆盖面不广。1999 年一项调查显示，12 月龄以下儿童的接种率仅为 70.7％。随着中国乙肝负担的逐年加重和全球乙肝疫苗免疫效果的逐步显现，我国政府通过健康教育项目提高了大众对 HBV 感染和预防性免疫接种重要性的认识，在全球疫苗和免疫接种联盟等非政府组织的进一步帮助指导下，2005 年，由国家承担 HBV 疫苗全部费用，并将其纳入免疫扩大规划中，为我国战胜乙肝迈出了关键一步。

6.5.6.3　借鉴国外先进经验

国外已完成的多项疫苗卫生经济学模型数据显示：就接种 HPV 疫苗的女性而言，年龄越大，疫苗的成本效果比越低，免疫效能维持时间越长。青少年接种覆盖面越广，其成本效果比越好。若疫苗可维持的免疫效能低于 10 年，从成本效果角度考量，筛查将优于疫苗补种。鉴于医疗选择的多样性和成本效益问题，我国也应建立适合自身国情的卫生经济学预测模型，以明确疫苗、筛查等方面的卫生保健需求、直接和间接成本、潜在的短期和长期效果以及间接收益。

6.6　癌症与炎症

6.6.1　在肿瘤发生中应重视炎症的作用

  肿瘤的发生不仅受免疫监视的严密控制，研究发现，它还受肿瘤所在正常组织结构的控制，同时打破这两种控制，势必导致细胞的突变及休眠的肿瘤种子细胞复苏。肿瘤种子细胞能够快速产出新的肿瘤细胞，进而形成肿瘤。问题是，机体在什么情况下其免疫监视及正常组织结构这两套防御机制会同时被破坏呢——研究发现可能是炎症。炎症是机体组织细胞对内源性和外源性刺激物做出的一种整体反应，其本质是体内非常细小的血管（毛细血管）和免疫细胞做出的反应；其表现形式是毛细血管的通透性增加，液体从血管内漏出到血管外的组织间隙，同时血液中的免疫细胞也离开血管进入组织的炎症部位。这些免疫细胞在短时间的急性炎症过程中表现出增强的免疫应答以清除引起感染的病原体或非病原体刺激物，但是这些免疫应答反应会损伤破坏正常组织。因此，在急性炎症阶段，机体会启动炎症消退机制，抑制免疫应答使炎症消退。炎症的消退如控制不当，急性炎症可能会转变为慢性炎症。机体为了避免慢性炎症对自身组织的损伤，一系列免疫负向调节信号被激活，如此就会造成炎症局部的免疫抑制，从而破坏对肿瘤细胞的免疫监视。另外，慢性炎症会造成细胞释放很多水解酶到细胞外，这些酶能够对细胞外的物质进行降解，这就改变了正常的组织结构，使原来硬的组织变得松软，使得其间的肿瘤种子细胞仅受到免疫监视的控制。这种水解酶的作用就如同播种时对泥土的翻新，让泥土变松软。因此，慢性炎症能够同时解除免疫监视和正常组织结构对肿瘤种子细胞的双重控制，使其从休眠状态复苏，最终形成肿瘤。

6.6.2　环境对肿瘤细胞的发生和生长十分重要

  正常组织是由数量极其庞大的细胞聚集在一起形成的。完整的组织结构除细胞外，在细胞间通常还有大量的细胞外纤维网状物质，将一个一个细胞分隔开来，我们称其为细胞外基质。如果将细胞比作种子，那么细胞外基质就如同种子所在的土壤。种子发芽需要松软的土壤，肿瘤种子细胞生长同样需要一个软的基质微环境，然而正常组织的细胞外基质对肿瘤种子细胞而言是非常硬的土壤，肿瘤种子细胞在这种硬的土壤里不能够生长，而是处于休眠状态。机体利用免疫监视和正常组织结构这两种武器形成双保险，杀灭普通的肿瘤细胞，诱导突变及肿瘤种子细胞进入休眠，从而保证人体不得肿瘤。

6.6.3 突变细胞及致瘤细胞

突变细胞及致瘤细胞的发生与发展进程在环境中与炎症过程相互补充，被定义为内源性和外源性信号途径。内外源信号刺激推动了目标细胞的转化，它们相互提供给对方所需的构建材料。炎症和感染过程增加了患癌的风险，如肝炎、幽门螺杆菌感染、炎性肠病等。在多种癌症类型里，炎症环境特征可以被新生肿瘤细胞所改变，成为肿瘤进展和转移的工具。与癌症相关的炎症通常由细胞间信号引导以维持其持续性或不受调控，为细胞增殖、迁移、基底膜侵袭和血管生成产生病理性持续信号。此种情况导致的肿瘤被描述为"不愈合的伤口"。

新近的一些研究指向肿瘤发生发展中的一个重要影响因素——炎症环境，并已取得明显的研究成果，可见基础研究的重要性与价值。临床上需要这些基础研究成果的转化应用，需要直接、实用的技术和新的理念、结论。炎症及炎症环境既然可以成为肿瘤的"土壤和伴侣"，那下一步我们应该做什么和怎么做已经不言而喻。

6.7 联想与前瞻

现代免疫学和肿瘤免疫学领域的跃进，给我们开辟了一片新天地。尤其在肿瘤研究和防治方面，需要大家的共同参与，希望由此将肿瘤这个危害颇大的慢性病的防治水平提升到一个全新的高度。

6.7.1 改变人们的行为与生活方式

免疫系统与神经系统、内分泌系统的相互作用的研究，丰富了人们对机体内环境稳定机制的认识。免疫细胞表面具有神经递质和内分泌激素的受体，而神经细胞表面也具有细胞因子。研究发现，免疫系统同时可以合成释放内分泌激素和神经递质（如脑啡肽等），这样，免疫系统和神经系统、内分泌系统就可以通过各自的表面受体以及释放的介质进行信息交流及功能调节，以共同维持机体内环境的稳定，维持免疫功能的平衡稳定。据此联想，可以从调整、改变人们的行为与生活方式着手，对肿瘤展开日常防治。

6.7.2　学科的细分、深入与整合

免疫学对医学相关领域的渗透推动产生了一些免疫学分支学科，促进了现代医学的发展。免疫生物学研究从细胞、组织和器官水平揭示了免疫系统结构和功能的关系。肿瘤免疫学、移植免疫学、变态反应与自身免疫病学等分支学科对临床多种疾病的发病机理及诊断、治疗都产生了深刻的影响。免疫生物学和肿瘤免疫学既可以再细分、深入，也可以展开有机整合，以期在肿瘤生物学上取得进展和突破。

6.7.3　肿瘤免疫学的发展促进了生物高技术产业的发展

不断推出的疫苗和肿瘤免疫治疗新药等大大鼓舞了人们的士气，令人欣喜。单就其中的疫苗而言，就能带给人们极大的想象空间，也是极大的希望。

前文已提及的首项获得美国 FDA 批准的自体细胞免疫治疗——Provenge 疫苗临床试验曙光初现。抗癌疫苗的研究思路是针对人体对癌细胞表面已知的特定蛋白产生免疫记忆。2018 年 4 月 12 日出版的 *Science* 子刊 *Science Translational Medicine* 发表了相关论文：开发个体化的抗癌疫苗，量身定制，这样就可以让患者机体对肿瘤产生广泛免疫反应，攻击大量靶点，特别是对可能只存在于患者个体内的一些靶点实施总攻。*Nature Medicine* 的一项新研究中锁定了大量存在于肿瘤周围微环境中的髓源性抑制细胞（MDSCs），髓源性抑制细胞上的一个特定分子可制造一种抗体（一种肽），该种抗体（肽）能结合这些髓源性抑制细胞并将它们处理掉，这是癌症的一个全新免疫治疗靶点。MD 安德森癌症中心的 Kwak 博士已经研制出抗癌治疗性疫苗，其关键是把它们与靶向肿瘤微环境的免疫疗法相结合。以纳米技术疫苗平台为基础的 Versamune 可使人体自身的免疫系统细胞有针对性地识别、瞄准和消灭癌细胞，能用于治疗由人乳头瘤病毒感染引发的癌症和疾病，如宫颈癌、头颈癌和宫颈上皮内瘤样病变。斯坦福大学的研究人员研发了新型癌症疫苗治疗方法，并不仅限于患癌前的预防工作，而是直接对癌变部位进行精准治疗。斯坦福大学医学院首席科学家 Levy 表示："我们这种方法只需一次性使用极少量的两种药物来刺激肿瘤内部的免疫细胞即可。"相关动物实验结果表明，新型的癌症疫苗在小鼠体内表现出惊人的全身效应，几乎百分之百地消除了实验个体内的所有癌细胞，该新型疫苗通过重新激活体内 T 细胞实现了逆转癌变的愿景，不仅达到了治愈癌症的目标，还可以有效防止相同癌细胞的复发。2018 年第二季度前发表在 *Science Translational Medicine* 上的一项研究表明，从卵巢癌患者血

液里"挑"出合适的免疫细胞并让它们生长成为树突状细胞，然后将肿瘤样本"喂"给这些树突状细胞，使它们产生记忆，最后再把激活的树突状细胞注射回患者体内，刺激 T 细胞攻击肿瘤。这样的个体化疫苗让我们看到了这类免疫疗法的无限潜力。

癌症的一大特点便是遗传变异的大量积累，随着突变一个接一个地出现，人体内会出现癌症特异性的新抗原表位，它们是癌症疫苗的理想靶点。随着基因组学、数据科学以及癌症免疫疗法的进步，现在我们已经能快速地在基因组里寻找到突变，并合理地选择适用于疫苗开发的靶点，按需生产出针对特定患者的个体化疫苗。人类临床试验也表明，此类癌症疫苗安全有效，能针对个体肿瘤突变产生免疫应答。"个体化治疗"往往是"患者分层"的同义词，根据患者的生物标志物对其进行分组并展开特定治疗固然是一大进步，也取得了良好的效果，但从狭义上看，这种治疗理念还没有做到真正的"个体化"。笔者相信，在不久的将来针对癌症疫苗的研究就能有所突破。

6.7.4　学会逆向思维

人体的免疫系统肩负着保卫人体内环境安全的功能，能够识别自身组织和非自身组织，一旦失调或失衡，就可能导致如 1 型糖尿病、自身免疫疾病及过敏反应。研究者从逆向思维出发，对属于免疫系统的调节性 T 细胞进行深入研究。这种 T 细胞肩负着抑制免疫反应，保护自身组织不受免疫系统攻击的任务。因此，可以通过屏蔽这种细胞的功能来促使免疫系统进攻癌细胞。

6.7.5　体检中增加免疫指标检测

常规体检的重要性显而易见，同时，肿瘤的筛查也在全球范围逐渐兴起，虽然后者仍存争议。日本和一些欧美国家的有关研究数据显示，筛查让癌症死亡率、发生率都呈下降趋势。鉴于免疫在机体健康维护、癌症防范上的功能和作用，建议于常规体检与肿瘤筛查中增加免疫指标检测。用于体检和筛查的免疫检测指标可有所不同，各有侧重，如需复查，可再根据实际情况添加项目。

6.7.6　临床上对肿瘤患者进行常规免疫指标检测

免疫指标检测可用于指导治疗方案的制订，同时还可用于对治疗效果和预后的评估。对于这方面，临床上须进一步展开一些真实世界及临床注册登记研究，如免疫指标检测对预后的评价、治疗中免疫指标的动态观察及意义，等等。

6.7.7　戒烟限酒在肿瘤及慢性病防治中的意义

6.7.7.1　烟酒对人体的危害

烟酒对多器官乃至全身系统都会造成危害，如吸烟会对呼吸系统、消化系统、生殖系统等产生负面影响，饮酒与口腔、食道、胃、肝、结直肠等器官癌症的发生密切相关。吸烟是心血管疾病、癌症和慢性呼吸道疾病的主要危险因素。酒的危害与酒精的质和量有关，以高度酒的危害为尤，此不赘述。

2016 年，全球有超过 11 亿 15 岁及 15 岁以上的人吸烟，分别占该年龄组中所有男性的 34% 和所有女性的 6%。吸烟问题最大的危害直指肺癌，吸烟已经被公认为引发肺癌的首位危险因素，有约 90% 的肺癌患者的发病与吸烟有关。纸烟在燃烧过程中会产生 4000 余种新的化学物质，其中绝大部分对人体有害，包括尼古丁（烟碱）、一氧化碳和烟焦油等。其中，烟焦油是导致肺癌的元凶之一，其内含有以多环芳烃和亚硝胺类为主的多种致癌物和酚类促癌物。较大力度的戒烟限酒已使美国和加拿大等国的肿瘤发生率得到一定控制，总体呈下降趋势，尤以肺癌较为明显。

6.7.7.2　吸烟与肺癌的关系

关于吸烟与肺癌的关系，全球范围已有大宗较长期的研究和证据呈现。已知循证医学是提供证据的医学，将全球范围的同类研究按照一定的规范和标准进行集成分析、二次研究，得出结论，这便是可得到的最高级别证据——系统评价、Meta 分析。

笔者在这里介绍一下近年来由四川大学华西医院循证医学与临床流行病学研究中心所做的 Meta 分析——"吸烟与肺癌关系的 Meta 分析"。该分析纳入了数家国内外权威期刊数据库 10 年来的相关病例，对其展开分析，得出结论：吸烟是肺癌发生的一个重要危险因素。每日吸烟量越大，吸烟持续时间越长，吸烟总量越大，吸烟初始年龄越小，戒烟时间越短，吸烟深度越深，患肺癌的危险性就越大。该分析还举证说明，吸烟者发生肺癌的可能性是非吸烟者的5.75 倍。大部分资料对应的点位于 95% 可信区间内，说明发表性偏倚得到了基本控制。全球原始研究和二次研究等的报告、证据甚多，其结论无可争议。

二手烟的危害几乎众所周知，预防二手烟的行动应该和戒除一手烟同时展开，还应把对二手烟的监控提升到社会文明建设层面来对待，与社会文明、个人文明和道德素养紧密联系起来。在政策、社会层面加大宣传、监督或惩戒力度，有计划、有策略、有组织地开展健康教育、健康促进活动，做好室外固定吸烟场所基础设施的建设和维护。

6.7.8 · 新的综合治疗方向

癌症的综合治疗被归纳为手术、放疗、化疗等的协同结合，以期取得协同或叠加效应。如今及未来的癌症治疗，在保留上述综合治疗的基础上，应注入新思维、新综合治疗理念。靶向治疗可能成为主要的方向。同时，通过激活 T 细胞，用自身的免疫系统把癌细胞杀死，并结合表现遗传进行调控。如此，免疫治疗、靶向治疗、表观遗传三方面结合起来，才能够对肿瘤有更好的杀伤作用。针对这几种治疗方法，肿瘤测序是非常有用的。只有把这些治疗方法更好地结合起来，发挥它们的综合作用，我们才能更好地应对癌症及其治疗。

6.8　2018年诺贝尔生理学或医学奖

6.8.1　获奖者简况

詹姆斯·艾利森（James P. Alison）先在德州大学奥斯汀分校获微生物学学士学位，后又获生命科学博士学位，美国国家科学院院士，霍华德·休斯医学研究所研究员，2014 年获生命科学突破奖、唐奖生技医药奖、路易莎·格罗斯·霍维茨奖、盖尔德纳国际奖、哈维奖，2015 年获拉斯克临床医学研究奖，被认为是分离出 T 细胞抗原（T-cell antigen）复合物蛋白的第一人。他同时发现，如果可以暂时抑制 T 细胞表面表达的 CTLA-4 这一免疫系统"分子刹车"的活性，就能提高免疫系统对肿瘤细胞的攻击性，从而缩小肿瘤的体积。他对 T 细胞发育和激活以及免疫系统"分子刹车"的卓越研究，为癌症治疗开创了全新的免疫治疗思路——释放免疫系统自身的能力来攻击肿瘤。

本庶佑（Tasuku Honjo），日本免疫学家，美国国家科学院外籍院士，日本学士院会员，现任京都大学高等研究院特别教授，获文化勋章表彰、日本文化功劳者、亚洲百大科学家等荣誉和称号。他因 PD-1、活化诱导胞苷脱氨酶的有关研究举世闻名，曾获首届唐奖生技医药奖、京都奖以及华伦·阿波特奖等重要荣誉。他建立了免疫球蛋白类型转换的基本概念框架，提出了一个解释抗体基因在模式转换中变化的模型。1992 年，本庶佑首先鉴定 PD-1 为活化 T 细胞上的诱导型基因，这一发现为 PD-1 癌症免疫治疗做出了重大贡献，曾在 2013 年被 *Science* 评为年度十大科学突破之首。

6.8.2　找到癌症治疗的钥匙

现代社会，癌症俨然成为人类的大敌，尤其晚期癌症，几乎为不治之症，迫切需要研发新的抗癌策略。大概 19 世纪末，一种调动人体免疫系统攻击肿瘤细胞的新思路在医学界被提出。科学家曾尝试用细菌感染患者来激发免疫系统，但效果有限，只有一种相关方法至今还被用于治疗膀胱癌。转变出现在 19 世纪 90 年代。当时人们发现，人体内有一些蛋白质会促进或抑制免疫系统发挥作用。如果把免疫系统比作一辆"汽车"，触发全面免疫反应的蛋白质就是"油门"，而抑制免疫反应的蛋白质就是"刹车"。艾利森的主要工作就是在实验室里对一种名为 CTLA-4 的蛋白质进行深入研究。当时他和多名科学家都观察到 CTLA-4 对人体免疫 T 细胞的杀伤功能有"刹车"作用。艾利森设想，如阻击 CTLA-4，那么 T 细胞受到的束缚是否会被解除，进而全力对抗肿瘤细胞呢？随后，他利用小鼠实验证实了这一设想，并逐步发展成可应用于人体的新疗法。在他看来，2010 年公布的一项临床试验结果表明癌症疫苗之所以不起效，是由于 T 细胞上的 CTLA-4 也会被激活，抑制 T 细胞的活性。因此，如果能抑制 CTLA-4 的功能，也许就可以让 T 细胞尽情发挥潜力，对癌细胞进行攻击。2010 年，接受了这一治疗的黑色素瘤患者平均存活了 10 个月，比没有接受这一治疗的患者延长了 4 个月。这是第一个可以延长黑色素瘤患者生存期的疗法，当时的医学界为之震惊。适逢此期，本庶佑发现了 T 细胞上的另一个"刹车分子"PD-1。

在 2010 年进行的一项临床试验中，基于抑制 PD-1 的新方法被用于不同类型癌症患者的治疗，效果非常好，好几名转移性癌症患者的病情获得长期缓解甚至有治愈迹象。从累积的临床试验结果来看，PD-1 阻断疗法已被证明更为有效，尤其是在治疗肺癌、肾癌和黑色素瘤方面。而说到 PD-1 在癌症治疗上的应用，就不得不提陈列平教授的名字。1999 年，他在梅奥诊所的课题组于肿瘤细胞表面率先发现了 B7-H1 分子（后被改名为 PD-L1）。随后，他的团队用无可辩驳的证据表明，PD-L1 对肿瘤的生存有至关重要的作用。他们在 2002 年的一期 *Nature Medicine* 上发表的一篇论文里提到，黑色素瘤与肺癌等肿瘤组织上表达有 PD-L1，且能够促进肿瘤特异 T 细胞的凋亡，让它们无法对癌细胞展开攻击。在一项关键实验里，研究人员还在培养皿中发现靶向 PD-L1 的抗体能逆转 T 细胞的这种凋亡。陈列平教授所在课题组在论文的摘要中富有前瞻性地写道，这些发现可能带来基于 T 细胞的癌症免疫疗法。

一些新研究进一步指出，针对 CTLA-4 与 PD-1 的联合治疗或许能够带来更好的效果，这已在黑色素瘤患者身上有所体现。相关临床试验仍在开展中。

6.8.3　正式开启癌症治疗新的大门

癌症一直是世界范围的重大难题，因此人们对涉及这一疾病治疗的研究会给予很大关注。诺贝尔生理学或医学奖评奖委员会秘书托马斯·佩尔曼在接受新华社记者采访时说，下一步的发展非常让人振奋，无论是基础研究还是临床研究，这是非常新的疗法。人们将慢慢看到这些新治疗方法与传统治疗方法结合会带来怎样的疗效。人类对抗癌症之路依然漫长而崎岖，两名获奖者所取得的突破打开了一扇新的大门。

参考文献

韩岩梅，曹雪涛. 准确把握肿瘤免疫治疗发展趋势，促进我国肿瘤免疫治疗规范健康发展 [J]. 中国肿瘤生物治疗杂志，2017，24 (1)：2－5.

刘晓清，孙晓川. 真实世界证据，循证医学研究的后起之秀 [N]. 中国医学论坛报，2018－01－13.

麦尔·格里夫斯，陈赛娟，等. 癌症：进化的遗产 [M]. 闻朝君，译. 上海：上海世纪出版集团，2010.

乔友林，赵宇倩. 宫颈癌的流行病学现状和预防 [J]. 中华妇幼临床医学杂志（电子版），2015，11 (2)：1－5.

唐隽，郝飞. 宫颈癌疫苗的现状和前景 [J]. 免疫学杂志，2010，26 (6)：546－550.

王冬梅，立为民，李静，等. 吸烟与肺癌关系的 Meta 分析 [J]. 中国呼吸与危重监护杂志，2009，8 (3)：230－233.

王少明，乔友林. HPV 预防性疫苗在中国的应用前景 [J]. 癌症进展，2010，3 (8)：135.

薛开先. 癌变的体细胞突变理论回顾与挑战 [J]. 癌变·畸变·突变，2007，19 (1)：1－3.

赵方辉，乔友林. 人乳头瘤病毒预防性疫苗的研究进展及应用前景 [J]. 中华预防医学杂志，2009，43 (7)：640.

郑全辉. 肿瘤免疫学研究进展 [M]. 上海：上海交通大学出版社，2018.

庄辉. 中国乙型肝炎疫苗的预防接种 [J]. 中国计划免疫，2003，9 (3)：2.

Adamy A，Yee D S，Matsushita K，et al. Role of prostate specific antigen and immediate confirmatory biopsy in predicting progression during active surveillance for low risk prostate cancer [J]. Journal of Urology，2011，185 (2)：477－482.

Agorastos T, Chatzigeorgiou K, Brotherton J M, et al. Safety of human papiUomavims (HPV) vaccines: A review of the international experience so far [J]. Vaccine, 2009, 27 (52): 7270.

Axel Hoos. Development of immuno-oncology drugs-from CTLA4 to PD1 to the next generations [J]. Nature Reviews Drug Discovery , 2016, 15 (4): 235—247.

Coffelt S B, Lewis C E, Naldini L, et al. Elusive identities and overlapping phenotypes of proangiogenic myeloid cells in tumors [J]. American Journal of Pathology, 2010, 176 (4): 1564—1576.

Colombo M P, Piconese S. Regulatory-T-cell inhibition versus depletion: the right choice in cancer immunotherapy [J]. Nature Reviews Cancer. 2007, 7 (11): 880—887.

Dall'Era M A, Cooperberg M R, Chan J M, et al. Active surveillance for early stage prostate cancer: review of the current literature [J]. Cancer, 2008, 112 (8): 1650—1659.

Dunn G P, Bruce A T , Ikeda H, et al. Cancer immunoediting: from immunosurveillance to tumor escape [J]. Nature Immunology, 2003, 3 (11): 991—998.

Dunn G P, Old L J, schreiber R D. The three Es of cancer immunoediting [J]. Annual Review of Immunology, 2004, 22 (22): 329—360.

Freeman G J, Long A J, Iwai Y, et al. Engagement of the PD—1 immunoinhibitory receptor by a novel B7 family member leads to negative regulation of lymphocyte activation [J]. Journal of Experimental Medicine, 2000 , 192 (7): 1027.

Iwai Y, Terawaki S, Honjo T. PD—1 blockade inhibits hematogenous spread of poorly immunogenic tumor cells by enhanced recruitment of effector T cells [J]. International Immunology, 2005, 17 (2): 133—144.

Jennifer E Litchfield. New Research on Precancerous Conditions [M]. Nova Science Publisher Inc, 2007.

Kantoff P W, Higano C S, Shore N D, et al. Sipuleucel-T immunotherapy for castration-resistant prostate cancer [J]. The New England Journal of Medicine, 2010, 363 (5): 411—422.

Kaplan D H, Shankaran V , Dighe as, Stockert E, Agust M. Demonstration of an interferon r-dependent tumor surveillance system in immunocompetent mice [J]. Proceedings of the National Academy of Science USA, 1998, 95 (13): 7556—7561.

Ken Murphy, Paul Travers, Mark Walport. Janeway's immunobiology (8th) [J]. Garland Science, 2011: 685—687.

Kim J J, Goldie S J. Health and economic implications of HPV vaccination in the United States [J]. The New England Journal of Medicine, 2008, 359 (8): 821.

Leach D R, Krummel, M F, Allison J P. Enhancement of antitumor immunity by CTLA—4 blockade [J]. Science, 1996, 271 (5256): 1734—1736.

Linsley P S, Nadler S G. The clinical utility of inhibiting CD28-mediated costimulation [J]. Immunological Reviews, 2010, 229 (1): 307—321.

Magdalena Klink. Interaction Immune and Cancer Cells [J]. Anticancer Research, 2014, 34 (6): 203—206.

NCI Dictionary of Cancer Terms. National Cancer Institute. Retrieved 2018—03—28

Pirozynski M. 100 years of lung cancer [J]. Respiratory Medicine, 2006, 100: 2073—2084.

Poschke I, Mougiakakos D, Kiessling R. Camouflage and sabotage: tumor escape from the immune system [J]. Cancer Immunol immunother, 2011, 6 (8): 1161—1171.

Real world evidence. Academy of Medical Sciences and Association of the British Pharmaceutical Industry [EB/OL]. [2018—10—1]. http: //www. acmedsci. ac. uk/policy/policy-projects/real-world-data/.

Schiller J, Castellsague X, Villa L L, et al. An update of prophylactic human papillomavirus LI virus like particle vaccine clinical trial results [J]. Vaccine, 2008, 26 (Suppl10): K53.

Sherman R E, Anderson S A, Dal Pan G J, et al. Real-world evidence what is it and what can it tell us? [J]. The New England Journal of Medicine, 2016, 375 (23): 2293—2297.

Soloway M S, Soloway C T, Eldefrawy A, et al. Careful selection and close monitoring of low-risk prostate cancer patients on active surveillance minimizes the need for treatment [J]. European Urology, 2010, 58 (6): 831—835.

Su V C, Harrison J, Rogers C. Belatacept: a new biologic and its role in kidney transplantation [J]. Ann Pharmacother, 2012, 46 (1): 57—67.

Swann J B, Smyth M J. Immune surveillance of tumors [J]. Journal of Clinical Investigation, 2007, 117 (5): 1137—1146.

The Nobel Prize in Physiology or Medicine 2018 [EB/OL]. [2018—10—1]. http: //www. nobelprizemedicine. org/the-nobel-prize-in-physiology-or-medicine-2018/.

Thompson I M, Goodman P J, Tangen C M. et al. The influence of finasteride on the development of prostate cancer [J]. The New England Journal of Medicine, 2003, 349 (3): 215.

Tosoian J J, Trock B J, Landis P. Active surveillance program for prostate cancer: an update of the Johns Hopkins experience [J]. Journal of Clinical Oncology, 2011, 29 (16): 2185—2190.

Valenti R, Huber V, Iero M, et al. Tumor-released microvesicles as vehicles of immunosuppression [J]. Cancer Research, 2007, 67: 2912—2915.

Vanden Bergh R C, Roemeling S, Roobol M J, et al. Outcomes of men with screen-detected prostate cancer eligible for active surveil-lance who were managed expectantly [J]. European Urology, 2009, 55 (1): 1—8.

Whitson J M, Posen S P, Hilton J F, et al. The relationship between prostate specific antigen change and biopsy progression in patients on active surveillance for prostate cancer [J]. The Journal of Urology, 2011, 185 (5): 1656—1660.

WHO. World Health Statistics 2018: Monitoring health for the SDGs [R]. 2018—06—06.

Zhang Haipeng, Zhu Zhengyan. Progress of tumor immunotherapy research [J]. International Journal of Biomedical Engineering, 2013, 36 (3): 180—183.

第7章 日常生活十大平衡简述

7.1 水摄取的平衡

水对人体极其重要，就生存而言，在一段时间内人可以不进食却不可不进水。有证据表明，人类在没有水的情况下仅可生存 3 天，在仅有水的情况下可以生存 3 周（因个体原因有一定差异）。水在人体内起到的作用以及水对人体健康的重要性，绝不亚于碳水化合物、蛋白质、脂肪和维生素。

水的主要生理功能有如下几个：

（1）水参与人体内新陈代谢的全过程，其溶解力甚强，并有较大的电解能力，可使人体内的水溶物质以溶解状态和电解质以离子状态存在。

又由于水具有较大的流动性能，在人体消化、吸收、循环、排泄过程中，可加速协助营养物质的运送和废物的排泄，使人体内新陈代谢和生理化学反应得以顺利进行。

（2）具有正常生命体征的人体含水量占总体重的 $50\%\sim70\%$，平均为 60%，其中 40% 位于细胞内，20% 位于细胞外。血浆属细胞外液，约占 5%。

（3）水参与调节体温，比如在高温下，人体可通过出汗来散发热量，以维持体温的恒定。

（4）水是人体全身的关节、胃肠道、腹腔、胸腔不可缺的营养素，它对器官、关节、肌肉、组织起到缓冲、润滑、保护的作用。

（5）水具有帮助消化的功能，用作消化食物的消化液（消化酶）依赖水而产生并发挥作用。

水作为人类生活的必需品，不可或缺，当然也不能过量。这里要讲的是水的平衡，水摄入过多或过少都不利于健康，还有可能导致人体产生疾患。有研究发现，人的身体每一天需要的水分高达 1500 毫升。对于身体健康的人来说，一般喝水后不难受、喝得下则可喝，如正常情况下发现小便发黄，则应适当加大饮水量。而对于肾功能、肝功能不好的人来说，饮水量需参考生理量、排汗量、排尿量，喝太多水反而会引起水肿，甚至水中毒。如果人体内的水不足，会导致出现各种问题，比如便秘、长痘、长斑、肥胖，严重的还会导致脱水休克。除了食物提供的水，人还应有意识地喝水（补水），通常而言，水的补充以标准质量的水为主，长期饮用过硬水（即矿物质含量过高的水）或软水（即蒸馏水）都不利于健康。"健康水"是指含适度矿物质、氧并且无污染的水。

每日饮什么水，这是不少人感兴趣的事。如茶水、白开水、咖啡、碳酸饮料、果汁、牛奶或植物泡制水等，因文化、习俗的影响，东西方国家有明显的差异。日常生活中，喝白开水或瓶装矿泉水、纯净水都是可以的，喝茶也是不错的选择。有研究发现，每日饮用 2~3 杯绿茶可能有预防肺癌的作用，而茶里的多酚类、有机酸、糖类等物质对身体是有裨益的。我国的茶文化源远流长，可谓博大精深，值得探讨。咖啡对身体的作用已有人做过研究，可谓"奇妙"的饮品。不过孕妇、高血压患者、肝肾病患者及年长的人等慎饮。大量地饮用碳酸饮料是不建议的。植物泡制水或牛奶可作为每日主要的补充用水。

7.2　碳水化合物摄取的平衡

人体需要持续不断的能量供给，而人体的能量供给主要依赖碳水化合物。虽然人体内存在三羧酸循环，蛋白质和脂肪氧化时也可以产生能量，但并非能量供给的主流途径，而且效率有限。一般而言，正常情况下人体每天至少需要摄取 1500 卡路里的热量。如果以一个体重为 60 公斤的人的休息状态为标准来计算，其一天需摄入 1500~1600 卡路里的热量；如果具有中等活动量，一天需摄入 1800~2000 卡路里的热量。通常，人体一天至少需摄取 800 及以上卡路里的热量才不至于损害健康。通常来说，饮食中由碳水化合物提供的能量占到 60% 左右，正常情况下，人体摄取的含碳水化合物的食物每日应不少于150 克。

碳水化合物的生理功能有：

（1）储存和提供能量。

（2）是构成机体的重要物质。

（3）有节约蛋白质的作用。

（4）有抗酮体生成的作用。

（5）有解毒作用。

由此可见碳水化合物对机体的重要性。

常见的富含碳水化合物的食物有米、面、薯类、芋类、玉米等，它们是人类发展到今天的贡献者，换句话说，是人类生命活动主要的能量提供者和正常生理活动的维护者。从营养成分看，每种食物都是不同的，故而为避免营养的缺失或不足提倡食物的混合摄入，这样可以做到食物的营养互补。混合时还可加入豆类、花生等。摄入主食时应注意规律性和量，规律性问题即一日三餐，此不多言。而量的问题则需要人们心中有数，其考量的因素有：生理的需求，因活动量不同而食物量不同；个体代谢活动的强弱受环境的影响，因而食物量不同；依身体健康状况（如消化道病变、代谢性病变等）的需要限制食物量。值得一提的是糖尿病患者的碳水化合物摄取应采取个体化的方案，主要依据身体的基本需求、血糖指标、全身状况来进行综合评估和调整。

在碳水化合物摄取的平衡方面要关注的问题有：①量，早餐、中餐、晚餐量的比例为 3∶4∶3；②规律性，正常情况下不提倡夜宵；③荤素搭配，能量和营养要素的供给应平衡，碳水化合物、蛋白质、脂肪的比例为 12∶3∶5；④不可忽视每日配搭蔬菜的量和种类（5~9 种）及水果的种类（3~5 种），建议每人每天至少应吃约 350 克蔬菜、约 100 克水果。

7.3 蛋白质摄取的平衡

蛋白质对人体来说很重要。蛋白质在人体中的含量约为 20%，是维持生命活动不可缺少的物质。人体组织、器官由细胞构成，细胞结构的主要成分为蛋白质。机体的生长、组织的修复、各种酶和激素对体内生化反应的调节、抵御疾病的抗体的组成、维持渗透压、传递遗传信息，无一不是蛋白质在起作用。蛋白质中的氨基酸种类有 20 种，大致可以分为三类：必需氨基酸、半必需氨基酸和非必需氨基酸。其中有 8 种氨基酸必须通过食物来摄取，这些氨基酸就被称为必需氨基酸。此外，人体合成精氨酸、组氨酸的能力不足以满足自身的需要，需要从食物中摄取一部分，就被称为半必需氨基酸。另外的 10 种氨基酸，人体可以自己合成，不必靠食物补充，就被称为非必需氨基酸。对于素食者来说，主要摄入植物蛋白。植物蛋白中的必需氨基酸即赖氨酸、蛋氨酸、苏氨酸和色氨酸含量相对较低，为植物蛋白的限制氨基酸。

由于有几种氨基酸在人体内无法合成，只能通过食物获取，而不同的蛋白质来源中这些氨基酸所占比例不同，比例越接近人体蛋白质的氨基酸模式，机体对其的吸收利用率就越高,如鱼虾贝类、瘦肉、蛋、奶都是优质蛋白质来源,此外,植物中的大豆蛋白也属于优质蛋白质。不同国家的人由于饮食习惯的差异,营养界的标准也有所不同。按照《中国居民膳食营养素参考摄入量》中对 18~45 岁人群的蛋白质摄入建议:极轻劳动——男性 70 g,女性 65 g;轻劳动——男性 80 g,女性 70 g;中劳动——男性 90 g,女性 80 g;重劳动——男性 100 g,女性 90 g。很显然,摄入蛋白质不足时会出现营养缺乏的情况,导致身体状况下滑,免疫力降低,儿童、青少年则会出现发育障碍。而蛋白质摄入量过多,不但是一种浪费,而且对人体有危害。蛋白质在人体内的分解产物较多,其中氨、酮酸及尿素等对人体会产生副作用,不仅会增加肝脏负担,还容易引起消化不良,长此以往,会影响肝肾功能,造成消瘦及免疫功能低下。有声明指出,食用过量的蛋白质会增加患癌症的风险,如直肠癌、胰腺癌、肾癌及乳腺癌。食用动物性蛋白质如蛋类、奶类及肉类过多,还可诱发心脏病。所以,正常人如果膳食结构合理,蛋白质、脂类和碳水化合物的比例适当,膳食蛋白质的质量也较高,就没有必要额外补充蛋白质粉。患痛风、肝肾功能衰竭的病人,更要限制蛋白质的摄入。

各种肉类、蛋、奶、豆类含丰富的优质蛋白质,是每日饮食需要摄入的。平衡饮食应注意:①搭配的原则,如动植物食品的搭配,多品种食物的搭配;②不过量的原则,过多会影响蛋白质正常功能的发挥,造成蛋白质消耗,影响体内氮平衡;③不过少的原则,蛋白质摄入过少会明显影响生长发育的速度,导致生化反应下降,免疫水平下降,甚至营养不良。

笔者认为,在健康与疾病之间存在六条渠道:营养、毒素、心理、生理、遗传与医药。健康是一种选择,要学会选择健康。

7.4　脂肪摄取的平衡

脂类是人体储能和供能的重要物质,也是生物膜的重要结构成分。脂肪代谢是体内重要且复杂的生化反应,指生物体内的脂肪在各种相关酶的帮助下,经历消化吸收、合成与分解,加工成机体所需要的物质,保证正常生理机能的运作的过程。脂肪代谢对于生命活动具有重要意义。

脂肪的消化主要在小肠经各种酶及胆汁酸盐的作用,水解为甘油、脂肪酸等。体内脂肪酸来源有二:一是机体自身脂肪代谢合成;二是食物供给,特别是某些不饱和脂肪酸,机体不能合成,称必需脂肪酸,如亚油酸、α-亚麻酸。人体必需脂肪酸是指人体自身需要而又不能自身合成或合成的数量不能满足人体需要，只能依靠外界摄取补充的脂肪酸。目前营养学定义的人体必需脂肪酸就是亚油酸和α-亚麻酸。必需脂肪酸是维持人体正常生长发育和健康所必需的。肝、脂肪组织、小肠是合成脂肪的重要场所，以肝的合成能力最强。肝细胞能合成脂肪，但不能储存脂肪。合成后要与载脂蛋白、胆固醇等结合成极低密度脂蛋白，入血运到肝外组织储存或加以利用。如果肝合成的甘油三酯的量超过了合成载脂蛋白的能力，不能及时转运出去，就易形成脂肪肝。必需脂肪酸是构成细胞膜的一种重要物质，同时也参与血液中脂质的运输。细胞膜具有选择透过性，能保证摄入维持人体各种组织正常运转所需要的营养物质和能量，同时，它既不让有用物质任意地渗出细胞，也不让有害物质轻易地进入细胞，保证了细胞内环境的相对稳定，使各种生化反应能够有序进行。同时，细胞膜还具有流动性，在物质运输、细胞识别、细胞融合、细胞表面受体功能调节等方面发挥着重要作用。但是，必需脂肪酸并不是摄入得越多越好，人体摄入的两种必需脂肪酸之间需要一个平衡比例。

脂肪细胞是机体合成及储存脂肪的仓库。分解代谢即为脂肪的动员，是指在脂肪细胞内激素敏感性甘油三酯脂肪酶的作用下，将脂肪分解为脂肪酸及甘油并释放入血液供其他组织氧化利用。

胆固醇的转化包括：①转化为胆汁酸，这是胆固醇在体内代谢的主要去路；②转化为固醇类激素，胆固醇是肾上腺皮质、卵巢等合成类固醇激素的前体，此种激素包括糖皮质激素及性激素；③转化为7-脱氢胆固醇，人体皮肤细胞内的胆固醇被氧化为7-脱氢胆固醇，再经紫外线照射转变为维生素 D_3。

高脂血症是指人体血脂水平过高，表现为血浆中的甘油三酯、胆固醇含量升高，表现在脂蛋白上，乳糜微粒、极低密度脂蛋白、低密度脂蛋白皆可升高，但高密度脂蛋白一般不增加。高密度脂蛋白的主要作用是逆向转运胆固醇，将胆固醇从肝外组织转运到肝代谢。

20世纪六七十年代有一个重要的医学发现，就是饱和脂肪酸含量高的膳食会增加胆固醇的含量，而胆固醇含量高又与冠状动脉疾病的发生发展密切相关。因此，心脏病专家开始研究低胆固醇膳食。他们发现食用玉米油之类的植物油可以稍稍降低胆固醇的水平。那时，理想的膳食是一种饱和脂肪酸含量低而亚油酸含量高的食物。不久以后，来自美国和欧洲的数千名志愿者参加了旨在验证这种新观念的实验。大多数实验都是短期项目，用以检测人体内胆固醇的变化情况，所以这种膳食是否真的能够延年益寿也只是人们的推测。后来几个长期研究项目中有关死亡率的统计结果却让人很震惊。例如，1965年英国进行的玉米油膳食计划，反而增加了心脏病的死亡率。研究显示，将玉米油用于心脏病的治疗好像并没有带来什么益处，而且还很可能对人体有害。而其他一些基于亚油酸（n-6族）的膳食虽然降低了因心脏病而造成的死亡率，但却升高了其他因为诸如癌症、暴力、胰岛素拮抗症、自杀等因素而造成的死亡率。其综合结果可以说是令人失望的。

其实，现在的心脑血管疾病、糖尿病等还有一个别名，叫"亚油酸过食症"，主要是由于食物中亚油酸的含量过高，而另一种人体必需脂肪酸 α-亚麻酸的含量太少导致的。作为人体日常脂肪摄入的重要来源，花生油、大豆油、玉米油等植物油不均衡的亚油酸与 α-亚麻酸的比例是导致亚油酸过食的根源。

根据我国有关方面的不完全统计，我国居民膳食脂肪中 α-亚麻酸与亚油酸的比例为 1∶（20~30），有些甚至更高。亚油酸超标，亚麻酸不足，比例失调，这样容易导致与脂肪代谢失衡密切相关的高血脂、高血压、糖尿病、心脑血管疾病等的大规模发生。归结到一点，保证人体两种必需脂肪酸的比例平衡是关键。根据世界卫生组织（WHO）和联合国粮食及农业组织（FAO）的建议，当人体摄入的亚油酸与 α-亚麻酸比例接近 4∶1 时，能满足细胞膜对脂类的营养需求，此时机体脂类代谢平衡，细胞的活性增强，细胞修复、分化、生长速度加快，代谢水平旺盛，从而身体机能有所提高，人体的各组织相应的处于健康及高效运转状态。

存在于自然界的大多数脂肪都是不饱和脂肪，可以很好地被人体消化吸收，而且可以充当清洁燃料；还可以建设强壮而有弹性的细胞和组织。不饱和脂肪存在于野生动物肉、大多数植物油（尤其是橄榄油和芥花籽油）、坚果、水果、蔬菜，以及鲭鱼、鲑鱼和沙丁鱼等鱼类肉之中。在人类的原始饮食中，30%的热量来自脂肪，其中大多数是有益的不饱和脂肪。现代饮食中有约30%的热量来自脂肪，但是其中大部分是饱和脂肪。n-3族多不饱和脂肪酸对多种免疫细胞的功能具有调节作用，并可降低心血管疾病危险。但新英格兰医学杂志发表的一项研究结果显示，并未发现 n-3族多不饱和脂肪酸能降低心血管疾病死亡率或发病率。n-3族多不饱和脂肪酸在人体内不能合成，可由鱼肉和鱼油直接供给，也可由摄入的 α-亚麻酸转变而来。

7.5　盐摄取的平衡

盐的主要化学成分是氯化钠（NaCl），其中起主要作用的是钠离子，也就是说，食盐的咸味主要来自钠离子对味蕾的刺激。世界大部分地区的食盐都通过添加碘来预防碘缺乏病，添加了碘的食盐叫作碘盐。目前，超市中出现了不少添加矿物质的食盐，例如添加了铁、锌、硒、钙等的食用盐，有的还添加了核黄素（维生素 B_2）。这些盐中由于添加了其他营养素，钠离子含量相对降低，因此人们会感觉咸味比普通食盐淡一些。由于食用过多的盐对身体健康会造成影响，因此现在市场上出现了低钠盐，这类盐中只含有 $60\%\sim70\%$ 的氯化钠，同时还有 $20\%\sim30\%$ 的氯化钾和 $8\%\sim12\%$ 的硫酸镁。氯化钾是带咸味的，这样一来，低钠盐的咸味和普通精制盐的咸味相差无几。

食盐不仅仅可以用作调味，还可以维持人体的渗透压平衡，以及满足其他生理需求。成人体内所含钠离子的总量约为 60 克，其中 80% 存在于细胞外液，即在血浆和细胞间液中。氯离子也主要存在于细胞外液中。钠离子和氯离子的生理功能主要有：①维持细胞外液的渗透压。钠离子和氯离子是维持细胞外液渗透压的主要离子。钾离子和磷酸氢根离子是维持细胞内渗透压的主要离子。在细胞外的阳离子总量中，钠离子占 90% 以上，在阴离子总量中，氯离子占 70% 左右。渗透压影响着人体内水的流向。②参与体内酸碱平衡的调节。由钠离子和碳酸氢根离子形成的碳酸氢钠，在血液中起缓冲作用。③氯离子在体内参与胃酸的生成。胃液呈强酸性，其主要成分有胃蛋白酶原、盐酸和黏液。当细胞外液大量损失（如流血过多、出汗过多）或食物里缺乏食盐时，体内钠离子的含量减少，钾离子从细胞进入血液，会发生血液变浓、尿少、皮肤变黄等病症。

2015 年中国居民营养与慢性病状况报告显示：我国居民食盐摄入量每天为 10.5 克，较 2002 年下降 1.5 克，说明全民健康生活方式等行动正在对居民的减盐行为起到积极的影响。随着盐摄入量的下降，控盐难度也在不断增加。目前，我国居民盐摄入量仍远高于膳食指南推荐的 6 克的标准，减盐工作仍面临严峻挑战。此数据远远超过世界卫生组织推荐的每天 5 克。而在 2015 年版的美国居民膳食指南推荐中，人均每天摄入钠含量不要超过 1500 毫克。与高盐值相关度最高的疾病之一为高血压。已有大量研究证实，长期的高盐饮食与血压升高关系密切。吃得咸了，体内钠离子增加，血管外周阻力就会增大，人就想多喝水，这些水分会存在血液中，导致全身血液循环量增加，血压攀升。长期血压高会让许多器官受到损害。心脏、肾脏与血管功能的关系最密切，往往首当其冲。高盐饮食还可能成为"胃癌推手"，胃癌高发病率的国家的民众往往吃得咸，口味重。中国人口众多，每年胃癌发病率都较高。韩国胃癌的发病率也相对较高，这也许和他们爱吃泡菜的高盐饮食习惯分不开。除了咸鱼、泡菜及腌制食品等，我们还须注意不要吃太多零食。

7.6 维生素摄取的平衡

维生素于人体的重要性比肩氧气、水、能量等。单就我们熟知的维生素 A、维生素 B、维生素 C、维生素 D、维生素 E、维生素 K 等，在日常生活中就扮演着重要的角色。1519 年，葡萄牙航海家麦哲伦率领船队从南美洲东岸向太平洋出发，3 个月后，很多船员出现严重的坏血病症状，待到目的地时最初的 200 多人只剩下 35 人平安到岸。当时并没有找出原因，直到 1911 年才有人确认坏血病由缺乏维生素 C 所致。1912 年冯克发表了维生素理论，1932 年匈牙利科学家 Albert Szent-Gyorgyi 因维生素 C 与人体内氧化反应的研究获诺贝尔生理学或医学奖。可以说，人类对维生素 C 的关注度在所有维生素里几乎是最高的。

维生素主要有以下两大类：

脂溶性维生素：维生素 A，维持视力正常，预防夜盲症；维持上皮细胞组织健康；促进生长发育；增加对传染病的抵抗力；预防和治疗眼干燥症；等等。维生素 D，调节人体内钙和磷的代谢，促进其吸收利用，促进骨骼生长，等等。维生素 E，维持正常的生殖能力和肌肉正常代谢功能，维持中枢神经和血管系统的完整，等等。维生素 K，能促进血液正常凝固，不但是凝血酶原的主要成分，而且还能促使肝脏制造凝血酶原；促进骨骼正常代谢；等等。

水溶性维生素：维生素 B_1，保持体内循环系统、消化系统、神经系统等的正常功能；调整胃肠道的功能；构成脱羧酶的辅酶，参加糖的代谢；能预防脚气病。维生素 B_2，又叫核黄素，是体内许多重要辅酶类的组成成分，这些酶能在体内物质代谢过程中传递氢；是蛋白质、糖、脂肪酸代谢和能量利用与组成所必需的物质；能促进生长发育，保护眼睛、皮肤的健康。维生素 B_5，能够抗应激、抗寒冷、抗感染、防止某些抗生素的毒性、消除术后腹胀等。维生素 B_6，在蛋白质代谢中起重要作用；治疗神经衰弱、眩晕、动脉粥样硬化等。维生素 B_{12}，具有抗脂肪肝的作用，促进维生素 A 在肝中的储存；促进细胞发育成熟和机体代谢；治疗恶性贫血等。维生素 B_{13}（乳酸清），可以促进人体的新陈代谢等。维生素 B_{15}（潘氨酸），主要用于抗脂肪肝，提高组织的氧气代谢率；有时用来治疗冠心病和慢性酒精中毒。维生素 C，连接骨骼、牙齿、结缔组织结构；对毛细血管壁的各个细胞间有黏合作用；增加抗体，增强抵抗力；促进红细胞成熟；等等。维生素 P，能防止维生素 C 被氧化而受到破坏。维生素 PP（烟酸），在细胞生理氧化过程中起传递氢的作用，具有防治癞皮病的功效。维生素 M（一般指叶酸），抗贫血，维护细胞的正常生长和免疫系统的功能等。维生素 T，帮助血液的凝固和血小板的形成。维生素 U（一般指碘甲基甲硫基丁氨酸），在治疗溃疡上有重要作用。

需要提醒的是，尽管越来越多的证据表明维生素 D 对人体有益，但很多人依然忽视对维生素 D 的适当补充。虽然晒太阳是获得维生素 D 的最简单的方法，但并不意味着晒的时间越长越好，通常来说几分钟已足够。英国癌症研究会指出：步行去上班，或者在午餐时间散散步就足够了，不应该晒到皮肤变黑的程度。维生素 B_2 是平衡人体耗氧量的重要物质，对冬天怕冷的人群来说，可以多吃一点豆腐烧白菜来进行补充。酒精可以干扰维生素 B_1 的吸收，加上食物过于精细或长期使用避孕药，就容易使人体缺乏维生素 B_1。深色蔬菜的维生素含量比浅色蔬菜要高很多，成人应每天摄入 300 克至 500 克蔬菜，深色蔬菜最好占到一半。习惯性摄食过少的女士、甲状腺机能低下者，其体内常缺乏维生素 B_1，在食品中应注意添加番茄、紫菜、茄子、杏、李、桃、苹果等蔬果。

中国营养学会妇幼营养分会等对北京、上海、广州三地近 30000 名 4~9 岁儿童进行的补充多元维生素对促进儿童生长发育影响的研究成果表明：即使在生活水平较高的地区，也存在儿童体内缺乏维生素的现象，特别是维生素 A、维生素 B_1 和维生素 B_2。根据对儿童血液和维生素尿负荷试验的测定，血清维生素 A 低于正常值者竟高达 56％至 63％，维生素 B_1 不足者达 26％，维生素 B_2 不足者达 45％；其次是血红蛋白和维生素 C，低于正常值者分别为 18％和 15％~17％。究其原因，可能与这些营养素摄入不足密切相关。

大量的科学研究表明，服用高剂量的维生素片对身体是有害的。如人们普遍认为服用胡萝卜素会降低癌症的发病率，但英国一家权威癌症研究机构进行临床测试后却得到了相反的结论。食用过量的胡萝卜素反而会增加吸烟者患肺癌的风险。有分析说，如果人们在日常饮食中选择了强化奶粉和麦片，每天再服用一片多维生素片，体内就会摄入过多的维生素 A，反而会妨碍人体对钙的吸收，对老年人来说易造成骨折。摄入过量维生素 A 还可能导致人脱发、恶心、拉肚子、皮肤呈现鱼鳞状并伴随大片脱落、手脚酸痛、视力模糊。大量摄入维生素 E，容易引起血小板聚集和血栓的形成，从而引发心脑血管疾病。也正因如此，像患有血脂稠等血管类疾病的人一定要控制好维生素 E 的摄入量。维生素 K 的过量摄入易导致溶血性贫血、肝脏疾病、呼吸器官功能障碍。维生素 D 摄入过量易导致口干舌燥、眼睛肿痛、恶心、拉肚子、皮肤瘙痒，过量食用还可能引起尿频、尿急，甚至可能导致血液中钙的浓度增加，引发急性高钙血症，近而增加肾脏负担，引发肾功能不全或者肾结石。

总体来说，维生素摄入应兼顾全面，以食物为主要摄取源，最好的摄取方式是从均衡的饮食中获得，缺什么补什么，缺多少补多少，切记不可滥补。

7.7　微量元素摄取的平衡

微量元素是维持人体新陈代谢的重要物质，而大部分人体所需的微量元素是从食物中摄入的。

生命必需的元素共有 28 种，在 28 种元素中，按体内含量的高低可分为常量元素和微量元素。凡是占人体总重量 0.01% 以上的元素，如碳、氢、氧、氮、钙、磷、镁、钠等，称为常量元素；凡是占人体总重量 0.01% 以下的元素，如铁、锌、硒、氟等，称为微量元素。人体必需的微量元素有 8 种，包括碘、锌、硒、铜、钼、铬、钴及铁；正常人每天都要摄取各种有益于身体的微量元素，如铁、锌、碘、硒等。根据有关科学研究，到目前为止，已被确认与人体健康和生命有关的必需微量元素有 18 种，即铁、铜、锌、钴、锰、铬、硒、碘、镍、氟、钼、钒、锡、硅、锶、硼、铷、砷，每种微量元素都有其特殊的生理功能。尽管它们在人体内含量极少，但它们对维持人体的新陈代谢却是十分必要的。

微量元素中以铁、锌、碘为最主要的三种。铁是人体内含量最多的微量元素，主要以铁卟啉络合物的形式存在，通常认为它对呼吸的作用最大。铁作为血红蛋白的主要成分，缺乏时可引起缺铁性贫血，缺铁性贫血可影响人的智力和心理健康。锌是人体主要负责形成和储存长期记忆的重要微量元素。碘在人体内的主要作用是合成甲状腺素，是人体内含量极少但生理功能别无替代的必需微量元素。碘缺乏是目前已知的导致人类智力障碍的原因之一。食物中缺乏碘可造成人体产生一定的心理紧张，导致精神状态不佳。经常适当食用含碘的食物有助于消除紧张、帮助睡眠。

人体需要的各种元素都可以从食物中得到补充，由于各种食物所含的元素种类和数量不完全相同，在平时的饮食中，要做到粗粮、细粮结合和荤素搭配，不偏食、不挑食，这样就能基本满足人体对各种元素的需要；反之，易造成某些元素的缺乏。因此，平时要注意膳食平衡。铁、锌、碘对应的食物来源主要有：铁——黑木耳、海藻类、动物肝脏、黄花菜、血豆腐、蘑菇、油菜、腐竹、酵母、芝麻、蚬子等；锌——鱼、牡蛎、瘦猪肉、牛肉、羊肉、动物肝肾、蛋类、可可、奶制品、干酪、花生、芝麻、大豆制品、核桃、糙米、粗面粉等；碘——海带、紫菜、海鱼、海虾等。中国营养学会推荐的每日摄入量：铁，成人适宜摄入量——男 15 mg，女 20 mg；锌，成人推荐摄入量——男 15 mg，女 11.5 mg；碘，成人推荐摄入量——男 150 μg，女 150 μg。

与不足相反的是过量及中毒。例如，当人体中铁的含量过多时会对人体产生毒性，过量铁会使血浆运铁蛋白处于饱和状态，同时对胰腺和性腺均有显著的不良影响。锌中毒症状为恶心、呕吐、腹痛、腹泻、脱水，甚至休克；严重者还可出现穿孔性腹膜炎和心、肾、血管损害等。元素硒毒性低，含硒的盐类化合物可经由吸入、食入或皮肤接触而造成人体中毒；无机硒的毒性大，其中以亚硒酸为毒性最大的硒化合物。食入过量硒的急性中毒症状包括心律失常、溶血、肝脏坏死、肺部水肿、脑水肿等，严重者可能会死亡。

7.8　运动的平衡

适度的运动对于人体健康非常重要。所谓适度，在于动与静之间的平衡相宜，一味地偏动或偏静，可能适得其反。

选择运动方式因人而异。对于血糖不稳定者而言，采用短期间歇性高强度无氧运动（动）与低强度有氧运动（静）相结合的混合运动方式，往往能更好地调节血糖水平。对于肥胖者而言，规律的有氧训练能对脂蛋白产生有益的影响（如低密度脂蛋白减少、高密度脂蛋白增加），改善与血栓形成相关的止血因子，降低患心血管疾病的风险。对于血压偏高者而言，长期而规律的有氧运动能通过降低交感神经活性及改善内皮功能来发挥抗高血压的作用。对于脑力工作者而言，运动能缓解压力和改善抑郁的情况，对人的心理健康产生良性影响，尤其是一些相对放松、以"静"为主的运动方式；多采用逆腹式呼吸的方式可以帮助调节情绪；通过对意念的控制可排除杂念来达到身心的平衡。对于孕妇而言，适当的运动能改善心境、精神状态和睡眠，还可以帮助改善孕期症状如便秘、腹胀感和腰酸背痛等。

由此可见，运动不仅是一种生活方式，运动平衡对于血糖、血脂代谢、血压稳定、心理健康、孕期健康都非常重要，可以说是"一张老少皆宜的健康处方"。当然，运动方式需要根据不同的人群、不同的年龄、个体健康或疾病状态来选择，才能达到最佳的效果。

根据《美国人体力活动指南》（2018 年第 2 版）的建议，成人每周至少应进行 150 分钟中等及以上强度的体力活动。那么，对于普通人群，如何制订有效的运动计划？根据上诉指南的推荐，一份良好的运动计划应包含以下四个要素，简称 FITT 原则。

"F for Frequency"：运动频率，指每周进行运动的天数。平均水平应当在五天及以上。

"I for Intensity"：运动强度。根据个人的健康水平和健身期望来选择，分为低强度、中等强度和高强度。

"T for Time"：运动时间。每次运动的持续时间平均应在 30 分钟以上。

"T for Type"：运动类型。久坐族宜将散步作为入门运动方式。当然，其他以锻炼大肌群为主的消耗更多热量的运动方式也是不错的选择（如骑行、游泳、跳舞等）。久坐族的初始运动"处方"举例见表 7-1。

表 7-1 久坐族的初始运动"处方"

运动频率	每周三天
运动强度	中等强度 *
运动时间	20 到 30 分钟/次
运动类型	健步走（Brisk walking）

中等强度＊：直接的体验指的是在运动期间，运动者的喘息程度让其难以进行歌唱，但还未到不能说话的程度。

行走被誉为 21 世纪最好的锻炼方式之一，世界卫生组织明确指出：最好的运动就是走步。走步最符合人体的生理结构，没有时间限制，没有场地要求，不需要任何投资，一年四季都可以进行，最容易做到持之以恒，并且便于控制强度、安排时间，相对其他运动更为安全。每天早起或晚上到公园的小道上多走走，首先可以提高人的身体素质；其次可以和朋友多交流，有助于心理健康的维持。医学研究证明，散步有助于改善心血管系统，促进新陈代谢，降低高血压、心脏病、糖尿病及中风的发生率，增加血液中高密度脂蛋白胆固醇的含量，缓解疼痛，增强腿力，预防骨质疏松症；步行还能促进全身血液循环，改善大脑与神经系统功能，预防老年痴呆症；同时也是消除肥胖症的一个好方法。

12 分钟内走完一公里路就可称为快走，可以有效锻炼心肺功能。步行健身在国外早已流行。在美国，平均每四个人中就有一个参与步行运动，他们每周至少做二至三次步行运动。日本有一些机关单位甚至奖励职工步行锻炼。史塔曼博士在《走路！不要跑步》一书中指出，别以为健步行走就是简单的下肢运动。目前已有许多研究证实，规律的健步行走可有效锻炼身体各部位：头脑——促使大脑释放内啡肽，使心情愉悦。肺部——增加肺活量，降低嗜烟者对吸烟的渴望。背部——加强背肌力量，且对背部伤害较小。腿脚——行走相当于对骨骼进行力量训练，能明显增强腿脚骨骼和肌肉力量。有统计显示，2017 年我国居民日均行走 5678 步。

根据美国斯坦福大学最新调查显示，有 46 个国家和地区的居民日均行走4961 步。腾讯 QQ 大数据发布的《2017 中国人运动报告》显示，我国近一半的居民已经让运动成为生活习惯，可以做到每天运动；11.41％的居民保持高频率的运动，每周坚持运动 4~6 次；24.42％的居民每周适当运动 3 次以内；仅有 16.42％的人几乎从不运动。这是一个可喜的数字。一般来说，为了健康，每天可以行走 1 万步，但这 1 万步也要分人、分年龄、分情况来看。如果是慢步行走，包括每天零散的步行，1 万步的运动量可以接受，但如果选择快步走，每天 6 千步足矣。对超过 50 岁的中老年人来说，尤其要注意适度，不必每天苛求 1 万步，过量的话反而会给身体带来伤害。每个人都可以依据自身状况制订一套走步计划，1 万步仅仅为一个参考数字。

7.9　睡眠的平衡

充足的睡眠对人体健康来说十分重要。现代人多在为营造良好的睡眠环境而努力。睡眠是一种重要的生理功能和生理现象，可使全身细胞尤其是神经细胞处于休息调整状态，是人体精力和体力恢复如常的最佳途径。有研究显示，睡眠直接与健康相关，睡眠不足者的衰老速度是正常睡眠者的 2.5~3 倍；每天睡眠时间不足 4 小时者，其死亡率比每天睡眠时间为 7~8 小时者高出 180％以上；而每天睡眠时间超过 10 小时者，其死亡率也比睡眠时间为 7~8 小时者高出 80％，可见过少与过多的睡眠都不利于健康。有研究机构建议，学龄前儿童的睡眠时间应达 10 小时，学龄期儿童为 9~10 小时，20 岁以下青年为8~9 小时，成人为 7~8 小时，老年人为 6 小时。美国普林斯顿大学的一项研究让试验小鼠 72 小时不睡觉，结果发现其压力激素在大脑海马区聚集，阻碍了新的记忆细胞的生长。

充足的睡眠，对人体有哪些具体的好处呢？第一，消除疲劳，恢复体力；第二，保护大脑，恢复精力；第三，增强免疫力；第四，促进生长发育；第五，延缓衰老；第六，提升人的精力。此外，睡眠还可促进骨髓中产生白细胞、红细胞等，促进血液循环；能够减轻心脏的负担，使心脏得到休息；质量良好的睡眠会产生促进代谢的成长荷尔蒙；等等。

国际睡眠医学学会将睡眠分为入睡期、浅睡期、熟睡期、深睡期及快速动眼期五个阶段。一个人每晚大约要经历 5~6 次这样的周期，每一周期保持 60~90 分钟。五个阶段中的前四个阶段统称为非快速动眼期。深睡眠期占整体睡眠时间的 22%，发挥重要的作用。研究发现午夜到凌晨 3 点是进行深度睡眠的最佳时间，该阶段也是恢复体力、改善免疫力的关键时期。

笔者在这里列出十种有助于保障睡眠质量的方法：

（1）睡眠时间要有规律。每天早晚争取在固定时间作息：不晚睡晚起。

（2）白天做一些体育锻炼。这有助于使人体在晚上时更劳累，更容易入睡。锻炼对人体有好处，运动本身就能抗抑郁。

（3）睡觉前两小时内不要做运动。这是因为运动"激活"了人的身体，会导致难以入睡。

（4）就寝前避免收看会令人情绪不安的电影或暴力电影。

（5）在下午六点后，不要饮用含咖啡因的饮品（如茶、咖啡、可乐），咖啡因是一种兴奋剂，会阻碍睡眠。

（6）在晚上喝一些牛奶饮料和少许红酒有助睡眠。

（7）避免在睡前两小时用餐。

（8）晚上不要喝高度酒及大量的含酒精饮料。酒精的摄入可使人的尿液增多，这会进一步扰乱睡眠。

（9）缔造一个舒适的睡眠环境，不要将电视与收音机放入卧室。

（10）在浴室内或枕头上洒点精油，例如薰衣草精油。

有医学研究证实，负离子可有效提高睡眠质量，提升人体免疫力。负离子通过呼吸进入肺泡，刺激神经系统产生良好效应，经血液循环其带的负电荷被送到全身各组织细胞中，可增强心肌营养和细胞代谢，从而提高人的睡眠质量以及消除睡眠障碍，促进身体机能的恢复。

7.10　心理平衡与精神平衡

心理平衡是内心世界的一种和谐状态。人的心理平衡与否，对人体健康影响很大。现代医学发现，人类 65%~90% 的疾病与心理压抑有关。紧张、愤怒、敌意等不良情绪容易破坏人体免疫系统，令人患高血压、冠心病、动脉硬化等疾病。精神主要是人体的意识，包含感知、思绪、情感等。人们的社会精神生活即社会意识是人们的社会物质生活即社会存在的反映。

心理和精神两者含义不同，但密不可分。个体心理失衡，按其严重程度，可分为心理问题、心理障碍和心理疾病。而个体精神失衡，属精神医学范畴，主要是由于大脑功能紊乱，导致知觉、意识、情感和智能障碍的一类疾病，表现为各种精神疾病症状。心理障碍一般的定义是，没有能力按社会认为适宜的方式行动，以致其行为后果对本人或社会是不适应的。这种"没有能力"可能是器质性损害或功能性损害的结果，或两者兼而有之。有研究者已经设计出不同的心理测量技术来测定不同的心理特征。根据某一个体的测量结果与正常人群测量结果进行比对可以区分正常、异常和临界状态。

有学者认为，生理问题引起的是精神疾病，心理问题引起的是心理障碍。

心理平衡与精神平衡是一种由生理、心理和社会多因素共同决定的健康平衡状态。这种平衡不仅取决于个体的心理状态，精神病理因素也会导致其发生变化。对于心理失衡或精神失衡所致的疾病或亚健康状态，除了对疾病本身进行干预和治疗外，心理治疗、有氧运动、冥想等方式也能帮助机体恢复心理与精神的平衡。

情绪是人对周围客观事物与个人需要之间关系的表现，反映了一个人的心理活动变化。许多疾病的发生都与情绪密切相关。大量关于情绪和胃肠道疾病的研究表明，紧张的情绪能提高胃酸的分泌而引起溃疡病，部分食管癌病人发病前不久受过重大精神刺激。

为了保持健康的心理及心理平衡，我们可从这些方面着手：①热爱生活，培养广泛的兴趣爱好，积极进行体育锻炼；②善作善为，积极面对人际沟通问题；③自信人生，少生猜疑；④平衡心态，加强修养，不惧困难；⑤知足常乐，不必尽善尽美，不必贪大喜功。积极的、向善向上的心态是一种宝贵的资源。

参考文献

查文良，白育庭. n-3多不饱和脂肪酸研究进展 [J]. 湖北科技学报（医学版），2008，22（2）：174-176.

何泽涌. 细胞膜物质运输与细胞膜受体——细胞膜的结构与功能及其有关问题（二）[J]. 生物化学与生物物理进展，1976（4）：25-31.

黑田惠美子. 科学行走健身法：走路健身 [M]. 魏满良，译. 北京：中央编译出版社，2004.

雷蒙德·弗朗西斯. 选择健康：营养篇 [M]. 北京：电子工业出版社，2009.

李宁秀主编. 社会医学 [M]. 成都：四川大学出版社，2003.

李澍晔，刘燕华. 健康是走出来的 [M]. 北京：清华大学出版社，2010.

理查德·格里格，菲利普·津巴多. 心理学与生活 [M]. 王垒，王甦，译. 北京：人民邮电出版社，2003.

全国卫生专业技术资格考试专家编委员会. 营养学［M］. 北京：人民卫生出版社，2010.

孙庆伟，刘云霞，杨英，等. 人体生理学［M］. 北京：科学出版社，2017.

王三根. 微量元素与健康［M］. 上海：上海科学普及出版社，2004.

维生素工作室. 维生素全书［M］. 汕头：汕头大学出版社，2003.

中华人民共和国国家卫生健康委员会. 中国居民营养与慢性病状况报告（2015 年）
　［R］. 2015

The Risk and Prevention Study Collaborative Group. n－3 Fatty Acids in Patients with Multi-
　ple Cardiovascular Risk Factors［J］. The New England Journal of Medicine，2013，368：
　1800－1808.

第8章 平衡健康的启示

8.1 健康哲学——健康与哲学的有机结合

8.1.1 让哲学走向大众化

在哲学的基本内涵里,平衡有着十分重要的位置。平衡带来制衡和稳定,同时不同的平衡界面和不同的平衡点可以被认为是矛盾发展的新的状态。此点也是认识的一种新状态,人类认知的历史就是人类哲学的发展史。如第一章里我们讨论过的医学和哲学的关系一样,在健康的命题里把哲学和平衡融合在一起,一则是将健康赋予了新的理念和内涵,用哲学的眼光来分析和看待健康问题可以更好地理解并积极而主动地解决健康的诸多问题及涉及的诸多因素;二则于哲学而言,也将增添新的使命及任务,丰富并使其大众化。这里说到的哲学的生命这一话题,在哲学的活力方面,可以设想哲学一经走向大众化,我们的社会文明的进程必将有一个显著的进步;再就是将平衡及哲学与健康结合在一起的时候便正式催生了健康哲学。

8.1.2 健康哲学

健康哲学这一命题的出现看似偶然,其实有其必然性。我们悉知哲学存在的意义,举一个例子,在业内较多数人皆知医学家的最高境界是医学哲学家,其次分别为医学家、医匠和一般的医师。说到这里,笔者联想到这样一个问题——哲学家的责任是什么?或许是指明前行的道路,或者拯救困苦中的人们。今天所提出的健康哲学就是要让有关健康的科学、健康的学问和哲学有机结合,其结合点便是平衡论点。平衡在健康范畴的阐释与应用以及它所起到的特殊作用充分体现了哲学的效应与价值。我们固然不可认为在健康哲学里唯有健康平衡，不能排除其他的哲学观点和维度，只是这里讨论的是平衡及平衡在健康范畴中的重要位置，同时强调平衡具有的代表性。

8.1.3　一种新的认知

健康哲学绝非健康与哲学简单的相加，而是在健康理论和实践中用哲学作指导（当然还要用科学作为指导），使我们的健康行为更加合理和更加有益，以促进生产力的发展。总的来说，健康哲学应包含：①二者的有机结合；②健康以哲学作指导；③平衡健康渗入健康的各个方面；④用哲学及平衡的思想解决健康的问题；⑤健康哲学贯穿生命的全过程。关于健康的所有问题，如果都想得到很好的解决，也许就离不开哲学的思维、哲学的方法。

健康哲学是一种认知的状态和认知的过程，说状态是已经展现出来的一种局面及结局，是进步使然，如此值得欣慰和庆幸。人类的每一个进步都来之不易，都有一个艰辛的过程。可以说，人类的认知史就是一部哲学史，由此我们也可以说人类的医学史或健康史也是一部哲学史。自然的发生、自然的联系与自然的流程对我们来说是一种渐进的过程。自然的流淌，百川归海，滴水穿石，听时间告诉一个一个的故事；自然的流淌，物竞天择，优胜劣汰，看规律淘尽一粒一粒的浮沙。我们在一方面感谢时间之风吹拂绿洲，自然法则把我等呈现于世的时候，另一方面又不得不惋惜历史进程的曲折与叠嶂起伏，进而为先人探求真理的执着豪气所折服。在近十万年的人类认知历程中，可谓路漫漫其修远兮，和宇宙大爆炸似无两样，因我们无法去比拟那样的时间维度。可是当认知科学发生到认知技术应用再到人工智能，前所未有的科技新浪潮向我们袭来时，虽非宇宙大爆炸却是智慧的大爆炸、技术的大爆炸，一个新的起点正向我们逼近。

8.2　建立全新的健康生命模式

8.2.1　新模式等待开启

健康哲学的提出为我们打造全新的生命模式创造了良好的条件。也就是说，我们所要打造的新模式就是在健康哲学的理念下进行摸索和实践。已知，在理论指导下的实践必将有所作为、有所成就。如此这般，新的健康生命模式又将怎样开启呢？这些关键词可提供给我们进行思考——哲学、科学、平衡、生命、健康。

8.2.2 新的健康生命模式的实现途径

新的健康生命模式的实现途径大致有如下五个：

（1）对哲学的较全面、系统的认识与理解。推广系统性的哲学的学习，让哲学进入寻常百姓家，对此最好设定相关的规划和目标。这样的规划应是由政府和社会共同兴起、筹划执行的，以此提高民众的哲学认知与健康理论水平。

（2）将平衡哲学、健康哲学作为重点来认识理解。平衡健康是健康的哲学，是健康哲学的核心要义，只有掌握并运用好了平衡哲学，才能更好地实现健康、推进健康。

（3）用科学的态度、方法对待或处理平衡问题。有时平衡只是一种概念，有时是指关于量的平衡，有时是指关于质的平衡。要准确判断，就离不开科学的态度与方法。

（4）可将平衡医学作为防治的武器，或作为指导治疗的方法或作为公卫医师预防保健的工具。后者如慢性病的防治、管理，如怎样令人们的体重、血压、血脂及胆固醇等保持一个良好的状态，又怎样采用饮食、运动等使其达到平衡，以实现对平衡健康的维持。

（5）在平衡健康中每一个人每一个阶段都有需要重点关注的问题。一个人一生中的每一个阶段对健康而言都有着需要关注或调控的问题，具体是什么有待我们进行分析，用平衡健康、健康哲学的理念及科学的态度进行分析。对此，我们可以将它分为重点平衡调控事件和重点调控时间段，及时地采取相应的措施来维护与实现健康的平衡。

8.3 探寻平衡健康的规律，求得平衡点

8.3.1 规律的探寻

对规律的探寻是人类活动的重要方面。对规律的探寻也是获得成功的最关键因素之一。在平衡健康的践行上寻找其规律显得十分重要与必要。那么怎样去探寻，平衡健康有规律可循吗？认识论告诉我们可以从多维度来观察、探究一切事物的演变，其与时空在各种条件下的依存关系，等等，以求得规律性。就平衡健康而言，笔者认为也应如此。

8.3.2　平衡健康的定义和内涵

平衡健康强调的是在全生命周期的平衡及哲学意义上的平衡。对健康的定义和内涵，世界卫生组织已有明确的表述，健康也是多维度的，不仅是没有疾病，而且是心理的、社会的健康，乃至道德层面的健康。这里再加上全生命周期，便更加完整，也更容易理解。本书前面讨论最多的就是平衡，将平衡归结在一个点上或者一个点面上，如此的一个点或点面是否就可以决定平衡呢？我们可以说它是权衡点、矛盾的焦点和度量点，无论是从物理还是从哲学上来说，平衡的制约都由一个平衡点所决定，这是至关重要的因素。故而该规律的探寻一下便明朗起来，可以说给问题的解决指明了方向。

8.3.3　平衡健康规律的探寻

找到平衡健康规律探寻的主要方向之后，结合对多因素的分析，可考虑从以下方面着手。

（1）将特定的健康问题进行全面认识，尽量收集完整的资料、信息，并对其进行整理分析，在必要的情况下采用大数据和循证的方法进行分析。

（2）经分析、统计，测算出该健康问题的关键点，由关键点到平衡点或平衡点面得出结论，再进行复核，做到可复制、可重复。

（3）对平衡点或平衡点面两侧的区域展开比较研究，弄清两侧力量孰强孰弱及其制约关系，分析各主要因素之间及其产生内在影响的原因。

（4）在权衡各方面的影响因素并进行力量对比之后展开趋势评估，进行规律的探究。

（5）可能情况下，依据上述多维因素和规律的认识围绕平衡点或平衡点面找出其数理关系，绘制关系图及变化规律图。

8.3.4　平衡理念下的推理——前列腺癌的筛查

8.3.4.1　前列腺癌的发病简况

前列腺癌是老年男性最常见的恶性肿瘤疾病，在美国，前列腺癌的发病率在恶性肿瘤中排第一，死亡率排第二。前列腺癌是全球第二常见癌症，我国第七常见癌症。美国"2018 年癌症统计"报告显示，近几年前列腺癌的死亡率迅速下降，这归功于 PSA 筛查的推广。前列腺癌的发病率有明显的地理和种族差异。

在我国，随着体检及有关筛查工作的积极开展，前列腺癌发病率在逐年增加，已成为肿瘤防治最受关注的恶性肿瘤之一。自 2008 年起，前列腺癌已成为我国男性发病率最高的恶性肿瘤。引起前列腺癌的危险因素尚未完全明确，其中有一部分已被确认，遗传是其重要因素之一。如果一个人的直系亲属患有前列腺癌，其本人患前列腺癌的危险性可增加约一倍；有两个或两个以上直系亲属患前列腺癌，其本人患前列腺癌的危险性一般可增加 5～11 倍。当然，饮食和环境因素也起到一定作用。近年来，我国前列腺癌的发病率及死亡率有明显上升趋势，由于健康意识及经济水平的限制，我国大多数患者在诊断时已出现局部进展或远处转移。

8.3.4.2 关于前列腺癌的筛查

前列腺癌的一个筛查策略的变化引起了西半球乃至全球的热烈讨论与反响，这就是源于 2013 年由美国预防服务工作组基于循证证据发起的 PSA 筛查风波。筛查风波争论的核心问题，可以说起源于两项主要研究：欧洲前列腺癌筛查随机研究（ERSPC）和美国前列腺癌、肺癌、结直肠癌和卵巢癌筛查（PLCO）试验。当时，这两项研究一起被刊登在 *The New England Journal of Medicine* 上，使用的是系列 PSA 检测。这两项研究都表明进行系列 PSA 检测可以降低前列腺癌的死亡率，不过 ERSPC 的随访数据显示筛查组的前列腺癌相关死亡率降低了 21%（$P=0.001$），PLCO 试验的结果则显示两组差异不显著。后来的一项扩展分析汇总了两项研究的数据，发现这两项研究结果的差异可能是由于研究的设计和实施的差异造成的。两项研究的差异在于开展地区不同：PLCO 是在发病率更高的美国开展的，ERSPC 是在欧洲开展的。对照设置：PLCO 有组织的筛查和机会筛查，ERSPC 有组织的筛查和未筛查。研究对象：PLCO 的年龄范围为 55～74 岁，ERSPC 的年龄范围为 55～69 岁。筛查频率：PLCO 每一年筛查一次，ERSPC 为每 2 年～4 年筛查一次。进行活检的 PSA 阈值：PLCO 为 4.0 μg/L，ERSPC 为 3.0 μg/L。扩展分析表明，筛查导致的诊断平均提前时间（MLT）的效益增加，可使前列腺癌死亡风险降低 7%～95%（$P=0.0027～0.0032$）。与没有筛查相比，平均诊断时间有所延长。在考虑实施和设置的差异后认为，筛查降低了前列腺癌的死亡率。2018 年 2 月，英国癌症研究所资助的一项有史以来规模最大的前列腺癌筛查试验（CAP）刊登在 *The Journal of the American Medical Association* 上。CAP 试验展开于 2001—2009 年，研究人员邀请了约四十万名正在进行初级保健访问的男性参加试验。最终，共有 67313 名年龄为 50～69 岁的男性接受了一次性 PSA 检测。随访 10 年后，筛查组中前列腺癌患者的百分比为 4.3%，高于对照组的 3.6%，差异主要与 Gleason 评分≤6 的肿瘤检出率增加有关。在筛查组中, 1.7%的患者为这类低风险癌症, 而对照组为 1.1%。最重要的是, 两组患者的前列腺癌相关死亡率相同。筛查组中有 549 人 (每年 0.30‰) 死于前列腺癌, 而对照组为 647 人 (每年 0.31‰) ($P=0.50$)。在 CAP 研究中, 一次性 PSA 检测不能降低前列腺癌相关死亡率。但是, 前列腺癌的筛查策略并不仅仅依据一次 PSA 检测结果, PSA 的持续性增加才有临床意义。考虑到欧美国家前列腺癌筛查的极高的普及率, 对照组是否空白还有待商榷。

8.3.4.3　前列腺癌筛查的意见摇摆

筛查能于早期发现癌症, 降低死亡风险, 这是眼下多数学者的看法。但是 PSA 筛查的假阳性率较高, 会给一部分轻症患者带来本不必要的精神压力和治疗痛苦。况且前列腺癌的平均发病年龄较大, 有时生存收益并不能超过预期寿命。人们对于前列腺癌筛查的意见摇摆不定。美国预防服务工作组在 2012 年建议不进行筛查, 但 2017 年 4 月的一份建议声明草案却支持男性进行筛查, 并将建议升至 C 级。虽然我国前列腺癌的发病率没有西方国家高, 但是 "恶性" 程度却更高。美国初诊的前列腺癌患者中, 有 81%为局限性病例, 12%为伴淋巴结转移病例, 仅 4%为远处转移。而我国有研究资料显示, 初诊前仅有 1/3 的患者为局限性病例, 其他多数处于中晚期, 总体预后远远差于西方发达国家。我国的前列腺癌筛查共识: ①对身体状况良好, 且预期寿命 10 年以上的男性开展基于 PSA 检测的前列腺癌筛查。②血清 PSA 检测每 2 年进行 1 次, 根据患者的年龄和身体状况决定 PSA 检测的终止时间。③对前列腺癌高危人群要尽早开展血清 PSA 检测, 高危人群包括年龄>50 岁的男性、年龄>45 岁且有前列腺癌家族史的男性、年龄>40 岁且基线 PSA>1 μg/L 的男性。④注意事项: 需要对患者详细阐明前列腺癌筛查的风险和获益后才能对其开展 PSA 检测。

8.3.4.4　对前列腺癌筛查这个健康问题的具体分析

首先, 全面了解认识前列腺癌和 PSA, 掌握循证的相关证据与大数据方面的资讯。其次, 明白这个健康问题的关键点就是 PSA。PSA 的重要性、必要性在前文已经有了结论。我们说关键点在 PSA, 平衡点必然和此关联。落脚在 PSA 上寻找平衡点, 无外乎: ①PSA 维度上的具体点位; ②筛检对象的具体年龄点或点面; ③接受筛检的条件限制; ④PSA 替代物的产生, 包括叠加组合替代。虽然美国预防服务工作组的结论还没有正式出来, 但在我们分析的前三点上有一些相近的意见出现。不过全面分析平衡点应该位于第 2 点上。这是为什么呢? 一方面这样的一个结论来自平衡两翼的状况 (力量) 的对比。

两翼的状况：一方面的代表为预防服务工作组，它们以国际多中心的临床试验作支撑，手握证据，似乎难以被批驳；另一方面的代表为美国泌尿外科协会，可以说得到绝大多数泌尿医师和数据支持，充分表现出捍卫原有筛检策略的信心和决心。现在我们讨论的是一个健康决策，应属于公共卫生的决策问题，只不过它较多地涉及临床、民众和患者，所以带来了如此大的反响。上面提及的两翼状况仅仅指出了代表性的两方面，还有诸如从证据及数据来进行具体的演算比较，以及对于证据和数据采用打分评价以确定优劣的情况。关于规律的探究也是必需的，探究的途径之一便是绘就 PSA 的多因素关系图，相关因素含总死亡率、发生率、无病生存时间等，尤其是 PSA 应用前后的相关各因素走势图。该走势图的每个数值点都有大数据和证据的支撑，并必须注明来源。

上例为一简要的公共卫生与健康决策问题的平衡点和规律探究的案例，对于临床问题我们同样可以循照类似的路径。通常来说，在测定平衡点之前需要先测定平衡线，所谓平衡线便是关键点或影响关键点最主要因素的相关的延长线，如上例中的 PSA 值及年龄值。这样在设定好的平衡线上便可确定具体的平衡点了。

有一个十分重要的因素是关键影响因子，如上例中无论平衡线是 PSA 值还是年龄值，都为最重要的影响因子。面对诸多的影响因子，我们需要分析比较其权重和正负值与质、量等。所谓权重，就是经过筛选，影响分量较重的那些影响因子。筛出 1~3 个重要的影响因子后再将其进行对比分析，以确定一个最重要的影响因子。值得一提的是，这个最重要的影响因子可能会随着时空环境的变化而出现变化，原来排在第二或第三的影响因子可能会成为排第一的影响因子。这需要我们用变化的思维来对待该变数。往往在考虑第一影响因子后也可酌情将第二或第三影响因子纳入一并作考虑，并进行分析比较。

8.4　建立平衡健康的运行机制

8.4.1　新的理念需要新的机制

平衡健康针对整体的、全生命周期的、群体及个体的健康，涉及社会、家庭、个人。平衡健康理念的全方位运用将给大众的健康带来益处。设计与建立一个良性的运行机制被认为是有必要的，同时是十分重要的。

建立一个有效的运行机制需要方方面面的关注与支持。比如在科普宣传、健康教育上的支持。

8.4.2　培养良好的健康观念和行为习惯

培养良好的健康观念和行为习惯是一件十分要紧的事。有一个良好的健康观念和行为习惯可以说是一个国民健康的前提条件。对这个前提条件，有的人应该已经持有十分清晰、明确的认识。但是当我们深入社会和人群时会发现仍有一些人持有落后的片面的健康认识，这是迫切需要改变的。

8.4.3　阐释和传播平衡健康理念

以科学的态度、科学的理论阐释和传播平衡健康理念。在具体问题上，务求其有经得起推敲的理论、证据、大数据、真实世界检验数据等的支撑。要用科学的态度看待平衡健康的整个过程。在实践中检验与发展真理，检验和发展平衡健康新理念。

将哲学与平衡健康理念有机结合用以认识、解决健康问题。用哲学与平衡健康的理念发现与健康相关的问题，以显著提升认知，并有效解决健康、医疗卫生方面的种种问题，使平衡健康和哲学成为解决健康问题的"金钥匙"。

8.5　建立与开展平衡疗法和平衡康养

8.5.1　建立起系统的整合诊断方法

所谓系统的整合诊断方法包括生物学、组织结构学、功能学、心身学和平衡医学的诊断内容。其中平衡医学又包括：①为什么失衡，即失衡的原因，比如屏障失衡（生物、免疫等）、代谢失衡、功能失衡以及具体问题的失衡（血压失衡）等，失衡的描述应明确是增多、亢进还是不足、不全、丧失等。②失衡程度，可分为轻、中、重三个程度，其中轻度应属功能性范畴，重度多有功能不全及更严重的情形。

8.5.2　开展平衡疗法和平衡康养

在系统的整合诊断的基础上可予以具体实施平衡疗法和平衡康养，这样的一套疗法也为系统疗法，在科学、循证和客观世界数据的指导下开展治疗与康养。在系统的平衡疗法中应充分考虑失衡的因素和对失衡的纠正。在这样的系统治疗中融入哲学的、平衡的、整体的理念，不仅有对因的、对症的，还有机体内部的（平衡）整体考量。从演绎推理到归纳整理，在对临床信息充分分析的基础上，可使临床思维进入正确的逻辑推理的程序。由此建立起平衡疗法及平衡康养的临床思维模式。

8.6 人体的"能量守恒"

8.6.1 人体的"能量守恒"

人体的"能量守恒"是指维持人体健康的能量平衡的状态。能量是人体存活的最基本条件之一，乃生命力来源。只有合理、适当的能量补充，人体才能保持活力和健康。人体"能量守恒"即人体能量进出保持的恒度（数），是维持人体健康的能量平衡状态。人体"能量守恒"的提出可谓对健康的一种新思维，对健康的维护与慢性病的防范来说有现实意义。在"能量守恒"方面，既有一个摄入与消耗的普遍通则，又可以因人而异测算得出个体化的平衡数值。不管是通则还是个体化的数值都可以较好地用以指导我们每天的能量摄入。

8.6.2 新陈代谢中的热平衡

人体的各种生理活动都必须在体内温度相对稳定的条件下进行，即人体必须同周围环境之间处于相对稳定的热平衡，人体才能进行正常的生理行为活动。食物通过新陈代谢被氧化分解，同时释放能量，其中一部分直接以热能形式维持体温恒定并散发到体外，其他为肌体所利用的能量最终也都转化为热能散发到体外。人体为维持正常的体温，必使产热和散热保持平衡。由此人体处于散热和产热平衡的状态为人体热平衡。

我们可以把机体看作一个热力系统，人体与环境的能量交换遵守能量转换及守恒定律，即系统所获得的能量减去系统所失去的能量等于系统内部储存的能量。

8.6.3 健康需要机体的能量平衡

机体的三大能源物质为碳水化合物、蛋白质、脂肪，守住入口与合理的消耗是维持平衡的主要途径。当机体摄入的能量与消耗的能量不能维持平衡时，要么出现肥胖、超重，要么就是消瘦、体重减轻。全世界 65％的人口中，因超重和肥胖死亡的人数大于体重不足引起死亡的人数（包括所有高收入和大部分中等收入国家人群）。在物资充沛富有的情况下，肥胖和超重者相当常见，其所带来的疾病负担、社会家庭负荷显著增加，当然最要紧的是对健康的损害。如高血压、糖尿病、冠心病、肿瘤等慢性病的发生发展均与之直接相关，其中慢性病具有病程长、病因复杂、健康损害和社会危害严重等特点。超重、肥胖被称为"现代病"或"富贵病"，并演变为较严重的"社会病"，已经成为全球引起死亡的第六大风险。

就肥胖而言，不仅对健康产生影响，也关乎社会经济负担。在美国，有研究人员利用特定的方法考察因为肥胖而造成的各种疾病的成本。1995 年，美国因为肥胖而产生的直接医疗成本为 700 亿美元，占总医疗成本的 7% 左右。在英国，由于肥胖导致的疾病负担以及对经济生活的影响，每年耗费国家经济成本约 470 亿英镑。从中国过去 20 年的数据看，居民超重率增加了近 3 倍，肥胖率增加了近 4 倍，同时国人的体重还在逐年上升，意味着我国肥胖病和有关慢性病的发生率将持续增加。

防治超重和肥胖，目的不仅在于控制体重本身，更重要的是减少慢性病的发病率和病死率。

参考文献

方如康；瞿建国，周琪，等. 环境学词典［M］. 北京：科学出版社，2003.

中国抗癌协会泌尿男生殖系统肿瘤专业委员会前列腺癌学组. 前列腺癌筛查专家共识［J］. 中华外科杂志，2017，55（05）：340−342.

中国社科院食品药品产业发展与监管研究中心［R］. 中国人体重控制研究课题报告，2017.

周同甫. 临床思维与临床决策［M］. 成都：四川大学出版社，2011.

A Heidenreich，P J Bastian，J Bellmunt，et al. EAU guidelines on prostate cancer. part 1：screening，diagnosis，and local treatment with curative intent-update 2013［J］. European Urology，2014，65（1）：124−137.

Haas G P，Sakr W A. Epidemiology of prostate cancer［J］. CA-Cancer J Clin，1997，47：273−287.

Martin R M，Donovan J L，Turner E L，et al. Effect of a Low-Intensity PSA-Based Screening Intervention on Prostate Cancer Mortality：The CAP Randomized Clinical Trial［J］. The Journal of the American Medical Association，2018，319：883−895.

Siegel R，Ma J，Zou Z，Jemal A. Cancer statistics［J］. CA-A Cancer Journal for Clinicians，2014，64（1）：9−29.

Steinberg G D，Carter B S，Beaty T H，et al. Family history and the risk of prostate cancer［J］. Prostate，1990，17：337−347.

Tsodikov A，Gulati R，Heijnsdijk E A M，et al. Reconciling the effects of screening on prostate cancer mortality in the ERSPC and PLCO trials ［J］. Annals of Internal Medicine，2017，167（7）：449－455.

WHO. World Health Statistics 2018：Monitoring health for the SDGs ［R］. 2018－06－06.